Dorothea Brückl

Hämochromatose - Geschichte, Diagnose und erfolgreiche
Therapie

D1678095

Dorothea Brückl

Hämochromatose - Geschichte, Diagnose und erfolgreiche Therapie

Therapie der Hämochromatose mittels Erythrozytapherese und Erythropoetin

Spezial: Besser Leben!

Imprint
Any brand names and product names mentioned in this book are subject to trademark, brand or patent protection and are trademarks or registered trademarks of their respective holders. The use of brand names, product names, common names, trade names, product descriptions etc. even without a particular marking in this work is in no way to be construed to mean that such names may be regarded as unrestricted in respect of trademark and brand protection legislation and could thus be used by anyone.

Cover image: www.ingimage.com

Publisher:
Der Trainerverlag
is a trademark of
International Book Market Service Ltd., member of OmniScriptum Publishing Group
17 Meldrum Street, Beau Bassin 71504, Mauritius

Printed at: see last page
ISBN: 978-620-2-49404-5

Zugl. / Approved by: Berlin, Charité, Diss., 2016

Inhaltsverzeichnis

2

1 Abstracts

1.1 Abstract, deutsch

Rationale Therapie Der Hämochromatose Mit Erythrozytapherese Unter Niedrigdosierten Erythropoetingaben

Brückl, Dorothea

Die Hämochromatose zählt mit einer Häufigkeit von 1 : 200 – 1 : 400 zu den häufigsten Erbkrankheiten. Sie ist charakterisiert durch eine vermehrte Eisenaufnahme und Eisenspeicherung im Gewebe und verschiedenen Organen. Ohne adäquate Behandlung führt die Erkrankung zu Organschäden und zum Tode. Daher ist es das Ziel einer Therapie der Hämochromatose, den Eisenüberschuss so rasch wie möglich mindestens auf einen physiologischen Wert zu reduzieren.

Zurzeit besteht die Standardtherapie der Hämochromatose aus der regelmäßigen Durchführung von Aderlässen. Dieses Verfahren ist jedoch langwierig, oft nicht gut verträglich und bleibt durch Entwicklung einer Anämie limitiert. Diese Schwierigkeiten lassen sich vermutlich durch eine Kombinationstherapie mittels Erythrozytapherese und Erythropoetin vermeiden.

In der vorliegenden Arbeit wurden die Ergebnisse von 20 unselektierten Patienten (18 Männer und 2 Frauen, 36 – 71 Jahre) mit Hämochromatose retrospektiv analysiert. Alle Patienten unterzogen sich einer Behandlung mittels Erythrozytapherese (2 – 38 x 400-500 ml) und Erythropoetingaben, um die Hämoglobinkonzentration stabil zu halten. Davor hatten 14 von diesen Patienten die Behandlung mittels Aderlass aufgrund von Unverträglichkeit abgebrochen.

Alle Patienten tolerierten die Behandlung sehr gut und keiner der Patienten entwickelte eine klinisch relevante Nebenwirkung, die eine Fortführung der Therapie limitieren könnte. Während sich die Hämoglobinkonzentration nicht wesentlich veränderte, ließ sich die Ferritinkonzentration bei allen Patienten, die die Therapie fortführten, rasch weitgehend normalisieren. Bei zwei Patienten konnte die Therapie aufgrund einer weiten Anreise nicht bis zur Normalisierung der Ferritinwerte durchgeführt werden. Abgesehen von den Gelenkbeschwerden bei 8 Patienten, bildeten sich alle anderen Symptome der Hämochromatose zurück.

Somit stellt die Erythrozytapherese oder auch die Aderlasstherapie in Kombination mit Erythropoetingaben eine sinnvolle Alternative zur herkömmlichen Aderlasstherapie dar. Die Therapie wird von den Patienten eher bevorzugt und es lassen sich unter Berücksichtigung des Zeitaufwandes, der Arbeitsausfalltage, der Verwendung von Erythropoetin-Biosimilars und zum Teil auch der entnommenen Blutkonserven Kosten eher einsparen.

1.2 Abstract, englisch

Rational Hemochromatosis Therapy With Erythrocytapheresis Under Low Doses Of Erythropoietin

Brückl, Dorothea

Summary: Hereditary hemochromatosis with an incidence of 1:200 – 1:400 is the most common hereditary disease. It is characterized by increased iron absorption and deposition in various organs, leading to organ damage and even death.

To date, phlebotomy (bloodletting) is the standard therapy of iron-overload in hemochromatosis. However, this treatment is long lasting, frequently intolerable and/or remains limited due the development of significant anemia. All these difficulties might be overcome by a combination therapy using erythropoietin preparations and erythrocytapheresis.

Here, we demonstrate the results of 20 treated patients (18 male and 2 females; age 36-71 years) with primary hemochromatosis. All patients underwent a treatment regiment using a combination of erythrocytapheresis (2 – 38 x 400 – 500 ml) and erythropoietin administration to keep hemoglobin concentration largely constant during observation. Prior to this treatment, 14 of the 20 patients had discontinued phlebotomy due to intolerability.

All 20 patients tolerated the new treatment very well, and significant side effects were not observed in a single patient. While hemoglobin values did not significantly changed, ferritin concentration decreased to normal levels in all cases who did not stop treatment. Two patients were unable to continue treatment due to the long distance between their residence and the medical practice. Apart from symptoms related to arthritis in 8 patients, all other symptoms related to hemochromatosis were abolished. In total, the costs including those related to time and working days of affected patients, the use of biosimilars instead of erythropoietin and, at least in part, the use of the collected blood units as normal units might be rather lower than those caused by phlebotomy. Thus it can be concluded that erythrocytapheresis or phlebotomy combined with controlled administration of erythropoietin biosimilars is the most rapid, effective and tolerable therapy in patients with significant hemochromatosis.

2 Einleitung

2.1 Geschichte der Hämochromatose

Der erste Grundstein für die Messung des Eisens im Körper wurde gelegt mit den 1847 von Virchow entwickelten Färbemethoden, Berliner Blau Reaktion und Perls-Eisenfärbung, zum quantitativen Nachweis von Eisen in Geweben. 1865 beschrieb Trousseau ein Syndrom mit den Symptomen Leberzirrhose, Diabetes mellitus und verstärkte Hautpigmentierung (73).

Für diese Symptomentrias bei verschiedenen vorliegenden Grunderkrankungen prägte 1889 erstmals von Recklinghausen den Begriff Hämochromatose. Er vertrat die Annahme, dass die genannten Symptome durch vermehrtes Anfallen von Pigmenten wie Hämosiderin, Hämofuscin und Lipofuscin bei Hämolyse und erkrankter Leber entstehen.

1935 jedoch beschrieb Sheldon 311 gut dokumentierte Fälle mit Hämochromatose und legte fest, dass es sich hierbei um ein eigenständiges Krankheitsbild mit wahrscheinlich genetischer Ursache handelt (98). Er widerlegte somit gängige Theorien wie Lebererkrankungen, Hämolyse, Diabetes oder Alkoholabusus (9,12). Außerdem grenzte er die genetisch bedingte Hämochromatose erstmals von sekundär bedingten Eisenüberladungen im Körper ab.

MacDonald versuchte die Theorie der Genetik von Sheldon zu widerlegen, denn er hielt die Hämochromatose für ein toxisches Geschehen (98). Die Ursache lag für ihn in einer erhöhten Aufnahme von Eisen in Kombination mit Alkohol (40). Er hielt die Hämochromatose für eine toxische Variante der Leberzirrhose. Auch wenn der Alkohol eine wichtige Rolle für die Ausprägung und den Verlauf der Hämochromatose spielt, konnten spätere Untersuchungen die Theorie von MacDonald widerlegen, als Simon et al 1975 das Syndrom mit dem Major Histokompatibilitätskomplex auf Chromosom 6 in Verbindung bringen konnten (98).

1996 konnte schließlich der Nachweis einer Punktmutation (Cys282Tyr) im HFE-Gen bei homozygoter Hämochromatose in 90% der Fälle durch Feder et al. erbracht werden (12, 39, 95, 96, 98).

Bei fortschreitender gentechnischer Entwicklung und Forschung, konnten weitere Mutationen gefunden werden (5, 96).

2.2 Definition und Einteilung der Hämochromatose

Die Hämochromatose ist eine Störung des Eisenstoffwechsels, bei dem es zu einem Anstieg der intestinalen Eisenresorption kommt. Durch die gesteigerte Aufnahme von Eisen kommt es zu einer vermehrten Ablagerung von Eisen im Gewebe, die ohne Behandlung zum progredienten Organschaden führt (8, 99).

Grundsätzlich lassen sich angeborene (primäre) von erworbenen (sekundären) Formen der Hämochromatose unterscheiden (99).

Die klassische, primäre Hämochromatose (Typ 1) ist eine autosomal-rezessiv vererbbare Krankheit. Eine Punktmutation, im HFE-Gen auf dem Chromosom 6 lokalisiert (14), resultiert in einer Aminosäuresubstitution Cys282Tyr im HFE-Protein (70).

85% der Patienten mit Hämochromatose sind homozygot für die C282Y Mutation und einige compound heterzoygot für C282Y und H63D, eine weitere mögliche Mutation. Einige sind homozygot für H63D (38). Selten findet sich die Mutation S65C homozygot, heterozygot oder compound heterozygot (126).

Neben dieser häufigen Form gibt es weitere seltenere vererbbare Hämochromatosen. Die juvenile Hämochromatose Typ 2B mit genetischem Defekt im Hepcidin und die juvenile Hämochromatose Typ 2A mit genetischem Defekt im Hämojuvelin (14). Die klinische Manifestation ist hier stärker ausgeprägt als bei der primären Hämochromatose. Frühe kardiale Probleme und Hypogonadismus kommen sehr häufig vor (73, 105, 14). Der Verlauf ist progredient und der frühe Tod mit durchschnittlich 30 Jahren ist nicht selten (95, 96).

Die weiteren bekannten hereditären Hämochromatosen sind: Typ 3 mit genetischem Defekt im Transferrinrezeptor 2, Typ 4 mit Defekt im Ferroportin (14, 126) und die Eisenüberladung bei Afrikanern und Salomonen (126).

Die sekundäre, erworbene Hämochromatose tritt gewöhnlich bei Anämien, wie Thalassämie und sideroblastische Anämie auf (99). Für die Eisenüberladung bei beiden Erkrankungen spielen Transfusionen von Erythrozytenkonzentraten eine Rolle (126). Weitere Grunderkrankungen, die durch Transfusionen mit Erythrozytenkonzentraten zur Bildung einer Hämochromatose führen können, sind Myelodysplasie, Myelofibrose und aplastische Anämie. Mit jeder transfundierten Erythrozyteneinheit werden 200 – 250 mg Eisen übertragen, so dass ein signifikanter Eisenüberschuss nach 10-20 Einheiten entsteht (14).

2.3 Häufigkeit und Erbgang der Hämochromatose

Die primäre Hämochromatose ist eine autosomal rezessiv vererbbare Erkrankung. Sie ist mit einer Prävalenz von 1:200 bis 1:500 die häufigste Erbkrankheit in Nordeuropa (Tabelle 1) (126). In Irland liegt die Prävalenz mit 1:100 noch höher (73, 126). Es findet sich ein abnehmendes Gefälle der Prävalenz von Nord-West nach Süd-Ost, mit der höchsten Prävalenz in Irland, Britannien und Wales und der niedrigsten in Italien und Griechenland (43, 95). Diese Beobachtungen wurden oft mit der Theorie des keltischen Gründereffekts in Zusammenhang gebracht, es wurde aber auch ein Zusammenhang mit der Migration und den Eroberungskämpfen der Wikinger diskutiert. Später führte die Migration von Westeuropa nach Nordamerika, Neuseeland und Australien die Mutation in die weiße Bevölkerung ein (69, 3).

Das Gen für die häufigste Form der Hämochromatose wurde 1996 kloniert und als HFE bezeichnet. Die homozygote G->H Mutation führt an der Aminosäurenposition 282 (C282Y) zu einer Substitution von Cystein durch Tyrosin (99). Eine weitere Mutation im HFE-Gen ist die Substitution von Histidin durch Asparaginsäure an Position 63 (H63D) (40, 99). Außerdem führt ein Austausch der Aminosäuren Serin für Cystein an der Position 65 (S65C) zu einer milden Form der Hämochromatose. Ca. 4 bis 8% der Patienten tragen in beiden Allelen unterschiedliche Mutationen, d.h. sie sind compound-heterozygot für die Mutation C282Y und H63D oder S65C (Tabelle 1). Bei den compound-heterozygoten Patienten entwickeln nur ca. 11% der Betroffenen klinische Symptome einer Hämochromatose (126).

Grundsätzlich tritt die klinische Manifestation häufiger bei Männern als bei Frauen auf (5-10:1) (99).

Die C282Y-Mutation in homozygoter Form ist zwar notwendig für die Eisenüberladung, führt jedoch nicht zwingend dazu. 50 % aller Homozygoten prägen den Phänotyp aus (14). Die klinische Ausprägung wird von verschiedenen exogenen Faktoren wie Alkohol, Eiseneinnahme und –verlust, Blutverlust, Menstruation und Schwangerschaft beeinflusst (14, 99).

HFE ist normalerweise exprimiert auf epithelialen Zellen, die in die intestinale Eisenresorption involviert sind, vor allem Crypt Zellen des Intestinums (77).

Das HFE-Gen kodiert für ein Protein, das aus 343 Aminosäuren besteht und mit dem MHC (Major Histokompatibilitätskomplex)-Klasse-I verwandt ist, ein Proteinkomplex auf allen kernhaltigen Zellen des Organismus, der der Antigenpräsentation dient. Wie andere HLA Klasse I Proteine hat HFE eine Disulfidbrücke auf der Seite zur Bindung von Beta-2-Microglobulin.

Beim mutierten HFE Protein ist die Aminosäure Cystein zu Tyrosin vertauscht. Da die Aminosäure Cystein diese Disulfidbrücke bildet, kann Beta2-Microglobulin nicht mehr gebunden werden. Die Interaktion mit Beta2-Mikroglobulin ermöglicht es HFE an die Zelloberfläche transportiert zu werden, wo es normalerweise mit dem Transferrinrezeptor 1 interagiert.

Bei der Hämochromatose kann diese Interaktion mit Transferrinrezeptor1 dann nicht mehr stattfinden (72, 73, 96, 99).

Tab. 1 Bekannte Genmutationen der Hämochromatose nach Whittington (126)

Typ	Kommentar	Lokalisation
I. HFE		Chromosom 6 (6p21)
C282Y/C282Y	>80% weltweit	Autosomal rezessiv
C282Y/H63D	11% akt. phänotypisch	
H63D/H63D	oft mit einem Trigger, z.B. Hep C, ß-thalassaemia Milder Verlauf	
C282Y/S65C	Milder Verlauf	
H63D/S65C	Milder Verlauf	
S65C/S65C	Sehr selten	
C282Y/wt	Sehr selten	
H63D/wt	Sehr selten	
S65C/wt	Sehr selten	
wt/wt		
II. HFE2 (juvenile Hämochromatose)	Manifestation vor Erreichen des 30. Lebensjahr, ausgeprägter Verlauf, gleiche geschlechtliche Verteilung	Chromosom 1 Autosomal rezessiv
III. HFE3	Mutation im TfR2 Gen und andere	Chromosom 7 Autosomal rezessiv
IV. HFE4	Autosomal dominant, Mutation im Ferroportin 1 Gen	Chromosom 2 Autosomal dominant
V. Andere Eisenüberladung bei Afrikanern u. Salomonen		Unbekannt

Wt = Wildtyp   TfR2 = Transferrinrezeptor 2

2.4 Pathomechanismus der Hämochromatose

2.4.1 Die Bedeutung des Eisenstoffwechsels

Eisen ist ein essentielles Element für die Funktionalität der Zellen aller Lebewesen. Andererseits kann es bei einer Eisenüberladung zu erheblichen Störungen der physiologischen Funktionen kommen. Eisen stellt ein sehr reaktionsfreudiges Oxidationsmittel im Organismus dar (40). Die Toxizität von Eisen basiert auf seiner Fähigkeit freie Radikale zu katalysieren (77). Diese greifen zelluläre Makromoleküle an, beschädigen sie und führen zum Zelltod und zur Gewebsverletzung. Beim Eisenüberschuss kann dies besonders dargestellt werden, wie es bei der Hämochromatose der Fall ist (90), wo es bei chronischer Eisenüberladung zu fortschreitendem Organschaden kommt (78, 86).

Eisen existiert in zweiwertiger Form und dreiwertiger Form, dient als Elektronen-Donator und -Akzeptor und spielt somit eine zentrale Rolle in der klassischen Redoxreaktion (52, 112, 77). Dieser Prozeß bildet die Basis für die Energiegewinnung und spielt eine vitale Rolle bei vielen metabolischen Vorgängen im Organismus. Eisen wird unter anderem für die DNA-Synthese benötigt, es katalysiert die mitochondriale oxidative Phosphorylierung und besitzt eine zentrale Funktion beim Sauerstofftransport (90, 77).

Es spielt eine dominierende Rolle in der Erythropoese. Es ist notwendig Hämoglobin für den Sauerstofftransport in den Erythrozyten aufzubauen. Mehr als 65 % des Gesamtkörpereisenbestandes sind im Hämoglobin und Myoglobin gebunden (34, 78, 112, 72).

Die Produktion von 2-3 Milllionen Erythrozyten pro Sekunde erfordert ausreichend Eisen zur Entwicklung von ausreichend Hämoglobin für die Erythrozyten. Da pro Tag ca. 6 g Hämoglobin produziert werden, bedarf es ca. 30-40 mg Eisen (20, 72).

Weiteres Eisen findet sich im Körper in Form von Myoglobin im Muskelgewebe, in eisenhaltigen Enzymen und als Reserveeisen, das vor allem in der Leber und im retikuloendothelialen System gespeichert wird.

Das heißt, dass ein großer Teil des Eisens in die Erythropoese fließen und somit den Körper auch zu einem gewissen Teil vor zu viel toxischem Eisen schützen kann. Bei einem Überangebot von Eisen ist die Größe der Erythrozyten größer, sowie die Hämoglobinkonzentration pro Zelle höher. Auf diesem Weg kann Eisen in einem nichttoxischen Kompartment gespeichert werden (72). Bei einer gemessenen Erhöhung des Hämoglobins von 7-9% können 170 mg Eisen (das entspricht 5 g Hämoglobin) in ein sicheres Kompartment verlagert werden (72, 10).

10

Ein Eisenmangel zeigt sich in einer unzureichenden Hämoglobinsynthese, auf deren Boden sich eine Anämie (39) mit den klassischen Symptomen einer Dyspnoe, Palpitationen, Cephalgien, Vertigo und Konzentrationsstörungen entwickelt.

Der Gesamtkörpereisenbestand ist geschlechts- und altersabhängig. Männer besitzen einen durchschnittlichen Wert von 4 g, der in der Regel konstant bleibt. Bei Frauen wird aufgrund von Schwangerschaft und Menstruation ein durchschnittlicher Wert von 2,3 g erreicht, der nach der Menopause ansteigt und das Niveau der Männer erreicht.

Die Homöostase des Körpereisengehaltes ist von großer Bedeutung und wird normalerweise konstant gehalten. Der tägliche physiologische Verlust von Eisen ist sehr gering und beträgt etwa 1 mg und bei einer menstruierenden Frau etwa 1,4 mg (102, 99). Der physiologische Verlust erfolgt neben dem Verlust durch die Menstruation über die Abschilferung von Epithelien der Schleimhaut des Magen-Darm-Traktes, der Haut und des Urothels (34, 78, 112).

Ein großer Teil des benötigten Eisens wird aus dem Hämoglobinabbau im Rahmen der Erythrozytenmauserung, dem Abbau der Erythrozyten nach ca. 120 Tagen, gedeckt. Die restliche Eisenaufnahme erfolgt über die tägliche intestinale Eisenresorption, die sehr genau reguliert ist. Da es keinen steuerbaren Mechanismus zur Ausscheidung von Eisen im Körper gibt, dient zur Aufrechterhaltung der Eisenhomöostase alleinig die Regulation der intestinalen Eisenresorption (78, 86, 112, 40).

Diese, in engen Toleranzbereichen regulierte, tägliche Eisenaufnahme beträgt beim Gesunden etwa 10 % (=1 mg) des Nahrungseisens (112, 77), d.h. zur Aufrechterhaltung der Eisenhomöostase müssen von einem Mann 1 mg und von einer menstruierenden Frau 1,4 mg von der Nahrung absorbiert werden.

Aus der Nahrung wird Eisen in zwei Formen aufgenommen. Als zweiwertiges Häm-Eisen aus Hämoglobin und Myoglobin aus vor allem rotem Nahrungsfleisch und zu einem geringeren Teil als dreiwertiges Nicht-Häm-Eisen aus vegetarischer Nahrung (86).

2.4.2 Die intestinale Eisenresorption

Die intestinale Resorption von Eisen erfolgt im oberen Dünndarm, vor allem im Duodenum. Die Resorption wird durch Fructose, Vitamin C, Zitronensäure und einige Aminosäuren erleichtert und durch Ballaststoffe, Tetrazykline, Polyphenole, Calcium, Phosphathaltige Substanzen wie z.B. in Milch sowie Eiern, aber auch durch Tannin im schwarzen Tee oder durch Oxalat erschwert (40, 4). Zweiwertiges Hämeisen passiert passiv die Zellmembran des Enterozyten, vermittelt durch das kürzlich entdeckte Carrierprotein HCP1 (77). Während Nicht-Häm-Eisen aktiv transportiert werden muß. Nicht –Häm-Eisen liegt als dreiwertiges Eisen vor und muß vorher reduziert werden (77). Dreiwertiges Eisen wird vor der Resorption durch die Ferrireduktase (duodenale Cytochrome b) in zweiwertiges Eisen überführt. Es erfolgt die Aufnahme des zweiwertigen Eisens in den Enterozyten durch das Transportsystem DMT1 (divalent metal ion transporter 1). Die Expression von Ferrireduktase und DMT1 steigt bei Eisenmagelzuständen und sinkt bei einer Eisenüberladung des Körpers (112). Die Art der Eisenresorption über die Mukosazellen in das Blutplasma erfolgt über Transmembranproteine (Eisentransporter) und hängt von der intraluminalen Eisenkonzentration ab. Bei geringer Konzentration erfolgt sie aktiv durch solch ein Eisentransportsystem, bei hoher Konzentration auch passiv durch Diffusion (77).

Abb. 1 Schematische Darstellung der intestinalen Eisenabsorption nach McKenzie (77)

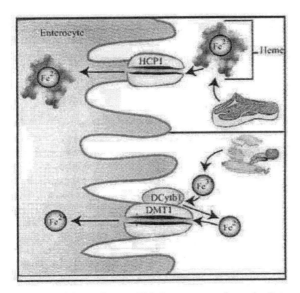

Häm Eisen wird vor allem aus Fleisch gewonnen und von den Enterozyten durch das Häm-Carrier-Protein 1 (HCP1) aufgenommen, wobei dreiwertiges Eisen zu zweiwertigem Eisen durch das duodenale Cytochrom b1 (DCytb1) reduziert wird und dann durch den Divalent Metal Transporter 1 (DMT1) in den Enterozyten transportiert wird (77).

2.4.3 Der Eisenstoffwechsel

Aufgenommenes Eisen kann entweder als dreiwertiges Eisen in Ferritinmolekülen gespeichert werden. Ferritin als das Hauptspeicherprotein speichert Eisen in seiner reaktionsarmen Form als dreiwertiges Eisen und kommt ubiquitär vor (77, 112). Oder das aufgenommene Eisen kann als zweiwertiges Eisen über den Transporter Ferroportin aus der Zelle ausgeschleust werden (112). Nach erneuter Oxidation durch Hephaestin oder Ceruloplasmin wird das nun dreiwertige Eisen an Transferrin gebunden im Plasma weitertransportiert (126, 112, 52, 77). Am Zielgewebe kann es durch den Transferrinrezeptor aufgenommen werden. Es existieren 2 Rezeptoren, Transferrinrezeptor1 und Transferrinrezeptor2 mit unterschiedlichem Verteilungsmuster (77). Durch rezeptorvermittelte Endozytose findet in der Leber durch Bindung des Transferrins an den Transferrinrezeptor die Aufnahme des transferringebundenen Eisens statt. Die Loslösung des

Eisens von Transferrin kann bei niedrigem ph-Wert (ph 6-4) durch Öffnung des Transferrinproteins stattfinden (112, 52). Der Komplex aus Transferrin und Transferrinrezeptor wird als Bestandteil eines Endosoms (Abb. 1) aufgenommen. Innerhalb dieses Endosoms wird mit Hilfe einer Protonenpumpe (Abb.1) der pH-Wert abgesenkt. Durch dieses saure Milieu des Endosoms erfolgt die Freisetzung des Eisens aus dem Transferrin und die Reduktion des Eisens von dreiwertigem zu zweiwertigem Eisen durch die Ferrireduktase (52). Jetzt kann DMT1 zweiwertiges Eisen über die endosomale Membran in das Zytosol transferieren (52, 77). Transferrin heißt jetzt Apotransferrin und kann erneut als Transferrin verwendet werden. Es wird nach Verschmelzung des Endosoms mit der Zellmembran wieder freigesetzt (Abb.1) (78, 112, 52).

Abb. 2 Zyklus der rezeptorvermittelten Transferrin-Eisenaufnahme nach Erhardt (34)

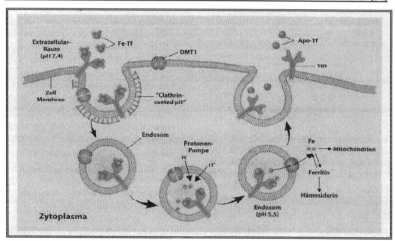

TfR = Transferrinrezeptor, DMT1 = divalent metal ion transporter 1, Tf = Transferrin (Bild aus 34)
Transferringebundenes Eisen wird über den Transferrinrezeptor (1 oder 2) bei einem physiologischen pH von 7,4 in die Zelle aufgenommen. Die Aufnahme des Transferrin/Transferrinrezeptorkomplexes geschieht über Internalisierung und Bildung eines Endosoms. Durch eine Protonenpumpe wird der pH Wert im Endosom abgesenkt, was zur Freisetzung des Eisens aus dem Transferrin führt. Dann wird durch den Eisentransporter DMT1 das Eisen durch die Membran des Endosoms in das Zytoplasma abgegeben. Transferrin heißt jetzt Apotransferrin und wird mit dem Transferrinrezeptor nach Verschmelzung des Endosoms mit der Zellmembran wieder freigesetzt. Das freigesetzte Eisen kann im Ferritin oder Hämosiderin gespeichert werden oder auch an die Mitochondrien und das Endoplasmatische Retikulum weitergeleitet werden (34).

In der Zelle, in der Eisen durch beschriebenen Vorgang aufgenommen wurde, kann Eisen dort als Ferritin gespeichert werden bis eine weitere Freisetzung durch den Eisenexporter Ferroportin notwendig wird. Ferroportin ist vor allem lokalisiert an der basolateralen Membran der duodenalen Enterozyten, wo es den Eisenexport in den Blutstrom vermittelt (52, 77). Hauptsächlich wird dieses Eisen dann zum Hämoglobinaufbau in Erythrozyten verwendet (112).

Die Expression von Transferrinrezeptor 1 wird durch verschiedene Zellzustände gesteuert, unter anderem durch den Eisen- und Sauerstoffstatus. Sogenannte eisenregulatorische Elemente (IRE´s) steuern anhand der zellulären Eisenkonzentration die Expression von Transferrinrezeptor 1. Auch auf transkriptionaler Ebene findet eine Steuerung statt. Der Promoter von Transferrinrezeptor 1 besitzt ein hypoxiesensitives Element, das bei Hypoxie die Transferrinrezeptor 1-Konzentration hochreguliert.

Diese Mechanismen gelten nicht für Transferrinrezeptor 2, was bedeutet, dass diese verschieden reguliert sind und wahrscheinlich unterschiedliche Aufgaben haben (77).

Vermutungen zu weiteren eisentransportierenden Proteinen stehen im Raum. Man nennt sie bisher den „non-transferrin-bound iron – Pool (NTBI-Pool). Dieser Pool kann bei Absättigung des Transferrins bei Vorliegen einer hereditären Hämochromatose z.B. möglicherweise eine weitere Rolle spielen (34, 77).

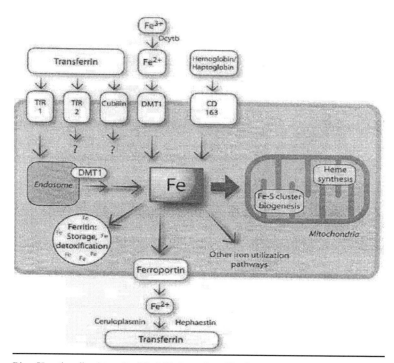

Die Säugetierzelle ist mit Möglichkeiten des Eisenimport und –exports ausgestattet. Der Transferrinrezeptor 1 kommt ubiquitär vor, der Transferrinrezeptor 2 nur bei Hepatozyten, duodenalen Crypt-Zellen und Erythrozyten. Bei epithelialen Zellen der Nieren wird Cubilin gebildet, um Eisen transferringebunden aufzunehmen. Nachdem dreiwertiges Eisen durch das Cytochrome b (Dcytb) zu zweiwertigem Eisen reduziert worden ist, ist DMT 1 in die intestinale Eisenabsorption involviert. Darüberhinaus ist DMT1 auch in den Export von Eisen aus dem Endosom eingebunden was den Transferrinzyklus betrifft. CD163, ein Hämoglobinrezeptor, spielt eine Rolle in der haptoglobinvermittelten Aufnahme von Hämoglobin bei den Monozyten und Makrophagen. Ferroportin dient als Eisenexporter bei duodenalen Enterozyten, Makrophagen, Hepatozyten, plazentaren Synziotrophoblasten und Zellen des ZNS. Ceruloplasmin und Hephaestin oxidieren zweiwertiges Eisen nach dem zellulären Eisenexport, damit es an Transferrin gebunden werden kann. Ein Großteil des intrazellulären Eisenstroms richtet sich an die Mitochondrien für die Hämsynthese (Bild aus 52).

2.4.4 Hepcidin

Hepcidin wurde 2000 entdeckt, 2001 als Hepcidin bezeichnet und schließlich von Pigeon et al. in den Zusammenhang des Eisenstoffwechsels gestellt. Hepcidin ist ein Peptid aus 25 Aminosäuren (14), das auch als Eisenhormon bezeichnet wird und die Eisenhomöostase reguliert. Es wird in der Leber produziert, kontrolliert die extrazelluläre Eisenkonzentration durch Bindung an und Induktion des Abbaus des zellulären Eisenexporters Ferroportin. Die Konzentration des Hepcidins ist invers korreliert zur Eisenabsorption. Die bekanntesten Regulatoren der Hepcidinsynthese sind sogenannte BMP´s (Bone morphogenic proteins), die scheinbar an Haemojuvelin (HJV) als einen Corezeptor binden und über SMAD4, ein Protein der transforming growth factor beta Superfamilie, Signale senden. Die Synthese von Hepcidin wird ebenso reguliert von der Eisenkonzentration, Hypoxie, Anämie und inflammatorischen Zytokinen, v.a. IL-6 (3).

Es konnte in Mausmodellen gezeigt werden, dass Hepcidin den Eisenzufluss in den Blutstrom herunterreguliert (72, 98, 112). Die Hepcidinexpression wird bei hohem Speichereisen, Infektionen und Entzündungen induziert, und bei Anämie, Hypoxie oder Eisenmangel herunterreguliert (34, 112). Man geht davon aus, dass die Regulation der Eisenhomöostase durch Hepcidin über eine Interaktion mit dem Eisenexportprotein Ferroportin geschieht (14). Hepcidin bindet das transmembrane Protein Ferroportin, dieser Hepcidin-Ferroportin-Komplex wird phosphoryliert, internalisiert und lysosomal degradiert (72, 7, 14). Dadurch wird die Ferroportin-vermittelte Eisenfreisetzung z.b. der Enterozyten verhindert (98,112). Wird Eisen später für die Hämoglobinsynthese gebraucht, so wird die Hepcidinsynthese reduziert, Ferroportin wird wieder auf der Zelloberfläche exprimiert und es erfolgt der Eisenexport in den Blutstrom. Dieser Regelkreis erhält das zirkulierende Eisen auf einem Level, das für die Erythropoese optimal ist und den Zellen keinen oxidativen Schaden zufügt.

Abb. 4 Schematische Darstellung des Ferroportinmechanismus nach Pietrangelo (98)

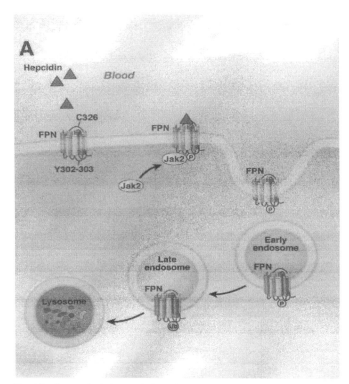

Hepcidin, das von der Leber produziert wird, bindet an die extrazelluläre Region von Ferroportin (FPN).

Die Bindung verursacht eine Jak2 (Janus Kinase 2, eine Tyrosinkinase) vermittelte Phosphorylierung von Ferroportin, welches dann internalisiert, dephosphoryliert, ubiquitiniert und letztlich im späten Endosom/Lysosom Kompartment abgebaut wird (98).

Hepcidin zeigt in Bezug auf die Pathogenese der Hämochromatose Ähnlichkeiten zu endokrinen Erkrankungen wie z.b. Diabetes und indiziert dadurch neue Herangehensweisen in Diagnostik und Therapie (98). In Mäusen führt die Entfernung des Eisenhormons Hepcidin zur Eisenüberladung, ebenso auch die Entfernung eines der Gene, die den Hepcidinstoffwechsel regulieren (z.b. HFE, Transferrinrezeptor 2, Haemojuvelin, Ferroportin) (98). Grundsätzlich ist es so, dass jeder Gendefekt, der die Aktivierung von Hepcidin in irgendeiner Form beeinflusst, als Ursache für Hämochromatose oder hämochromatoseähnliche Syndrome in Frage kommen

18

kann, da ein Mangel an Hepcidin ein Schlüsselmechanismus bei der Eisenüberladung der Hämochromatose Typen 1, 2 und 3 ist (14). Je nachdem welches Eisenstoffwechsel-Gen von einer pathogenen Mutation betroffen ist und welche Rolle es in der Hepcidinregulation spielt, kommt es zu unterschiedlich starken Ausprägungen der Hämochromatose im Phänotyp. Spielt das betroffene Gen eine dominante Rolle in der Hepcidinsynthese, z.B. das Hepcidingen selbst (HAMP) oder HJV, so zeigt sich die Eisenüberladung schnell und erreicht sehr hohe Level. Das klinische Bild entwickelt sich dabei dramatisch mit frühem Beginn und starkem Befall der Organe (43). Ist ein Gen (z.B. HFE) weniger stark in die Hepcidinsynthese involviert, so wirkt sich eine Mutation dessen in einem milderen Verlauf mit späterem Beginn aus. Es finden sich Zwischentypen z.B. bei einer Mutation von Transferrinrezeptor 2 oder seltenen Kombinationen.

Abb. 5 Beziehung Genotyp zu Phänotyp bei Hämochromatose nach Pietrangelo (98)

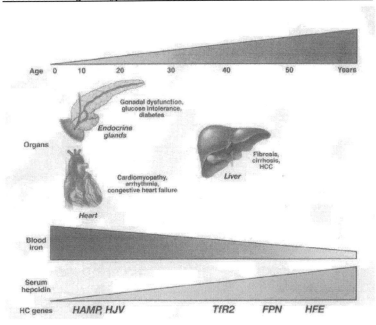

Die Darstellung zeigt den Zusammenhang zwischen Genotyp, Hepcidinproduktion und Phänotyp. Die Hereditäre Hämochromatose kann durch verschiedene pathogene Mutationen von Eisenstoffwechselgenen hervorgerufen werden (HJV, HAMP, TfR2 und HFE). Je nachdem welche Rolle das Gen im Hepcidinstoffwechsel spielt, variiert auch der Phänotyp. Spielt das veränderte Gen eine dominante Rolle bei der Hepcidinsynthese, entwickelt sich die Eisenüberladung schnell und erreicht hohe Level. Ist das Gen weniger in den Hepcidinprozess eingebunden, zeigt sich ein milder und später Verlauf der klinischen Ausprägung (98).

HJV = Haemojuvelin   HAMP = hepcidin antimicrobial peptide   TfR2 = Transferrinrezeptor 2   HFE = High Iron (Fe) Protein

Des Weiteren wird diskutiert, dass regulatorische Signale für Hepcidin auch durch HFE ausgelöst werden können. Wie schon erwähnt, interagiert HFE mit dem Transferrinrezeptor 1 (TfR1). Im Falle einer Hämochromatose unterbricht die C282Y Mutation eine Disulfidbrücke die für die Bindung von Beta2-Mikroglobulin notwendig ist. Die Interaktion mit Beta2-Mikroglobulin ermöglicht es HFE an die Zelloberfläche zu transportieren, wo es mit dem Transferrinrezeptor 1 interagiert. Bei der Hämochromatose kann diese Interaktion dann nicht mehr stattfinden (72). Die bisherige Theorie, dass HFE die Transferrinrezeptor 1-vermittelte Eisenaufnahme reguliert und die Unterbrechung der HFE-Transferrinrezeptor 1-Interaktion, die bei der Hämochroamtose auftritt, zu einem abnormen Eiseneinstrom in Enterozyten führt, wurde verworfen. Es scheint vielmehr dass der HFE-Tfr Komplex möglicherweise die Hepcidin Expression reguliert. In vitro konnte festgestellt werden, dass die Unterbrechung von HFE in Hepatozyten die Hepcidinsynthese reduziert.

Auch der Transferrinrezeptor 2 (TfR2), der vor allem in der Leber exprimiert wird, ist in die Hepcidin- und HFE-Signalübermittlung involviert. In den Hepatozyten vermittelt er die Aufnahme von transferringebundenem Eisen, wie man in vitro nachweisen konnte, allerdings mit einer 25-30 mal geringeren Affinität als der Transferrinrezeptor 1. Der Verlust der Transferrinrezeptor 2 Funktion führt zu einer schweren Eisenüberladung von Hepatozyten. Möglicherweise formen HFE und Transferrinrezeptor 2 einen eisensensiblen Komplex, der die Hepcidinexpression moduliert. Dies geschieht vermutlich über einen Regelkreis in Rückkopplung zu den Blutspiegeln des eisenbeladenen Transferrins. In diesem Model konkurrieren HFE und eisenbeladenes Transferrin um die Bindung an Transferrinrezeptor 1 (77). Bei erhöhter Transferrinsättigung dissoziiert HFE von Transferrinrezeptor 1 und ist frei für die Bindung an Transferrinrezeptor 2 (77). Die Interaktion von Transferrin, HFE und Transferrinrezeptor 2 signalisiert einem Eisensensor und Signalübermittler (evtl. ein BMP (bone morphogenetic protein)/HJV (Haemojuvelin) Komplex) möglicherweise den hohen Eisengehalt im Blut.

In vivo konnte bei Mäusen gezeigt werden, dass die Gabe von Eisen das hepatische BMP Signal erhöht und die Gabe von BMP die Hepcidinexpression erhöht und das Serumeisen erniedrigt.

Wahrscheinlich ist, dass die Expression des Eisenhormons durch einen intrazellulären negativen Feedbackmechanismus reguliert wird. Dabei spielt z.B. BMP6 zur Stimulierung der Hepcidinsynthese eine besondere Rolle. BMP6 und die HAMP Messenger RNA Levels werden konkordant durch Eisen moduliert. BMP6-null-Mäuse entwickeln einen hämochromatoseähnlichen Phänotyp, charakterisiert durch reduzierte Hepcidinexpression und Eisenüberladung im Gewebe. Die Interaktion von BMP6 und löslichem HJV erhöht die Hepcidinexpression und reduziert die Serumeisenkonzentration, das heißt, dass BMP6 ein endogener Regulator der Hepcidinexpression und des Eisenmetabolismus in vivo ist. HFE wird also nicht gebraucht für die transkriptionale Regulation von BMP6 als Antwort auf das aufgenommene Nahrungseisen. Aber ein Verlust von HFE reduziert das BMP6 Signal in vivo und in vitro. Ein Wirkmechanismus über einen autokrinen oder parakrinen Weg in der Leber ist denkbar. Zusammengefasst, Serumeisenspiegel können die Hepcidinsynthese indirekt über das BMP Signal beeinflussen oder über ein Signal durch einen (Transferrinrezeptor 1)HFE/Transferrinrezeptor 2 Komplex. Es ist ebenfalls möglich, dass all diese Proteine Komponenten eines einzelnen Signalkomplexes sind, dessen Aktivierung zur Synthese von Hepcidin führt (72, 98, 77).

2.5 Klinisches Bild der Hämochromatose

Aufgrund des genetischen Defektes bei der hereditären Hämochromatose findet im Darm eine unkontrollierte bis zu 70% gesteigerte Resorption von Eisen statt (99).

Die vermehrte Ablagerung von überschüssigem Eisen erfolgt vorerst in der Leber, später auch in anderen Organen (70) wie Pankreas, Herz (77). Im fortgeschrittenen Stadium kann der Körper mehr als 20 g Eisen in den parenchymalen Zellen der Leber, der Pankreas und des Herzen abgelagert haben (99).

Es wird Eisen abgelagert in den Gelenken, der Haut sowie in den endokrinen Drüsen (78). Da die Ablagerung über viele Jahre erfolgt entwickeln sich die Symptome unspezifisch und langsam, bis sie sich mit fortschreitender Eisenablagerung im Körper konkretisieren (43).

Symptome treten bei fast 70% der Patienten im Alter von 40-60 Jahren auf (99).

So kann das klinische Bild der Hämochromatose im besten Fall symptomlos im Sinne einer rein biochemischen Abweichung verlaufen, bei zunehmender Eisenbelastung im Körper können sich schwere Symptome bis irreversible Organschädigungen zeigen (95, 96). Die Erkrankung beginnt mit einer unspezifischen Symptomatik wie Erschöpfung, Müdigkeit und Leistungsabfall als

Zeichen der frühen Leberbelastung. Vereinzelt können sich bereits erhöhte Leberwerte wie Gamma-GT, GOT oder GPT finden.

Bei der Hämochromatose wurden signifikant erhöhte MCV und MCH Werte gemessen, ebenso eine erhöhte Hämoglobinkonzentration (16, 10). Nach Eisenentleerung sinken MCV und MCH ab, bleiben aber signifikant höher als in Kontrollgruppen (10).

Ein weiteres sehr frühes Anzeichen der Hämochromatose sind multiple Gelenkschmerzen im Sinne einer degenerativen Osteoarthritis, zuerst die Metakarpophalangealgelenke II und III, sowie andere kleine Gelenke betreffend, später auch große Gelenke (93). Sehr häufig sind diese Gelenkschmerzen trotz Therapie refraktär (37) und sprechen auf nichtsteroidale Antiphlogistika nur sehr schlecht an (73,78,106, 11).

Das übermäßig stark abgelagerte Eisen betrifft auch die Pankreas, vor allem die B-Zellen, auf die es toxisch einwirkt und bei deren Untergang sich ein Diabetes mellitus entwickelt (78).

Es findet sich eine dunklere Hautpigmentierung durch die Eisenablagerungen selbst und durch einen sekundär erhöhten Melaningehalt (34,40,99), welche in Zusammenhang mit dem Diabetes zu dem alten Begriff des „Bronzediabetes" bei Hämochromatose geführt hat.

Die Ablagerung von Eisen im Herzmuskel führt zu Herzrhythmusstörungen und später zur Kardiomyopathie. Es findet sich sowohl die dilatative als auch die restriktive Kardiomyopathie, beide verbessern sich durch Therapie signifikant (40).

Unspezifische abdominelle Schmerzen sind häufig und reversibel unter Therapie (40).

Ein Hypogonadismus ist bei beiden Geschlechtern häufig. Zu den Manifestationen gehören Libidoverlust, Impotenz, Amenorrhoe, testikuläre Atrophie, Gynäkomastie, spärliche Körperbehaarung. Die Symptome entstehen durch eine herabgesetzte Gonadotropinsynthese, die einer durch die Eisenablagerung gestörten Hypothalamus-Hypophysenfunktion zuzuordnen ist (99).

Weitere unspezifische Symptome können sein: unklare, diffuse Muskelschmerzen sowie eine Infektanfälligkeit, vor allem Yersinien und Vibrionen (4, 40) sind bevorzugte Keime (112). Eiseninduzierte Defekte des Immunsystems tragen möglicherweise dazu bei (40).

Bei fortschreitender Eiseneinlagerung im Körper entsteht eine Leberzirrhose. Der Fibrosegrad ist mit dem Ausmaß der Eisenüberladung assoziiert (34). In einigen Fällen war die Leberzirrhose reversibel nach Aderlasstherapie (40).

Als Spätkomplikation der Leberzirrhose kann die Indikation für eine Lebertransplantation bei einer Dekompensation der Leberzirrhose angezeigt sein. Die Überlebensrate nach Transplantation bei Patienten mit Hämochromatose ist geringer als bei Patienten mit anderen

Lebererkrankungen. Häufig treten in den ersten Jahren nach der Transplantation Pilzinfektionen auf und später sehr oft kardiale Komplikationen (73).

Inzwischen rückt die Lebertransplantation aufgrund der frühen Diagnostik und Therapie in den Hintergrund.

Unbehandelt entwickeln 30% der Patienten ein hepatozelluläres Carcinom. Das Risiko an einem hepatozellulärem Carcinom zu erkranken ist 200 mal höher bei Männern im Alter von mehr als 55 Jahren, die während der Hämochromatose eine Zirrhose entwickeln als bei Männern die keine Zirrhose entwickeln (5,78,126). Das Leberzellcarcinom kann auch Jahre nach vollständiger Eisenentspeicherung entwickelt werden (34).

2.6 Diagnosestellung der Hämochromatose

Aufgrund der Unspezifität der Symptome gestaltet sich initial die Diagnosestellung der Hämochromatose schwer (3). Der erste Schritt in der Diagnose der Hämochromatose ist diese bei Symptomen wie unerklärbarer Leberfunktionsstörung, Hypogonadismus, Arthralgien oder Arthritis oder Kardiomyopathie zu vermuten. Eine hohe Transferrinsättigung lässt die Diagnose der Hämochromatose vermuten, aber eine normale Sättigung schließt eine Eisenüberladung nicht aus (3). Jedoch besteht heutzutage die Möglichkeit der molekulargenetischen Diagnostik, wodurch die Hämochromatose in einem sehr frühen Stadium entdeckt werden kann. Durch eine Früherkennung und Behandlung kann eine normale Lebenserwartung erreicht werden (96). Drängt sich aufgrund der klinischen Symptomatik der Verdacht einer Hämochromatose auf, werden Ferritin, Transferrin, Transferrinsättigung und Eisen bestimmt (91). In Kombination mit einem Gentest kann dann die Diagnose gestellt werden (43).

Im folgenden Bild findet sich ein Vorschlag für einen möglichen Diagnosealgorhythmus bei Eisenüberladung (Bild aus 126).

Abb. 6 Möglicher Diagnosealgorhythmus bei Eisenüberladung nach Whittington (126)

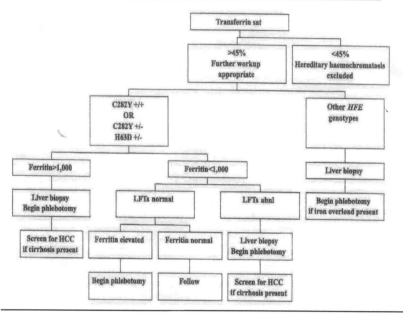

Ein vorgeschlagener Algorhythmus nach Whittington et al. für das Screening und Management bei Eisenüberladung. Die schrittweise Diagnostik führt hier über Transferrin, genetische Testung, Ferritinmessung, Leberbiopsie und Beginn der Therapie mit Aderlass. Abnl. = abnormal; HCC = hepatocellular cancer, LFT = liver function test (126)

2.6.1 Ferritin

Ferritin ist aktuell der gebräuchlichste Parameter, um den Körpereisenbestand zu bestimmen (47, 112). Bei den meisten Patienten mit unbehandelter Hämochromatose ist das Serumferritin stark erhöht (99). Ein erhöhter Wert spricht für das Vorliegen einer Eisenüberladung.

Ferritin kann auch im Sinne eines Akut-Phase-Proteins unter entzündlichen sowie Tumorerkrankungen oder bei Zytolyse erhöht sein (105). Ebenso bei Hyperthyreoidismus, hepatozellulären Erkrankungen und bei der Einnahme von Kontrazeptiva. Weitere Gründe für die Erhöhung von Ferritin können sein: chronischer Alkoholabusus, Virushepatitis, Steatohepatitis (3, 5, 47). Ferritin gilt bei nachgewiesener Hämochromatose als Indikator des gespeicherten Eisens und als Therapieparameter (112).

2.6.2 Transferrinsättigung

Die Transferrinsättigung, eine Berechnung aus dem Quotienten von Eisen und Transferrin im Serum, ist bei der Hämochromatose erhöht und zeigt die unkontrollierte Aufnahme von Eisen aus den Enterozyten und Makrophagen in den Blutstrom an.

Dieser Parameter gilt bei der Hämochromatose als sehr sensitiv, jedoch mit geringer Spezifität. So finden sich z.B. auch erhöhte Werte bei exzessivem Alkoholkonsum, verminderter Transferrinsynthese bei Lebererkrankungen, Bluttransfusionen und Entzündungsprozessen (126). Eine Transferrinsättigung von 60% oder mehr bei Männern und 50% oder mehr bei Frauen erweckt den Verdacht der Diagnose der Hämochromatose wenn die Erhöhung zweimalig auftritt und andere Ursachen ausgeschlossen sind (11).

Eine erhöhte Transferrinsättigung bei normalem Serumferritin ist selten mit einer Eisenüberladung vergesellschaftet, kann jedoch ein Marker für eine beginnende Eisenüberladung sein (5, 40).

2.6.3 Gentest

Die Diagnosestellung der Hämochromatose gelingt bei einem entsprechenden klinischen Bild durch den Nachweis der C282Y-Mutation. Bei der klassischen Hämochromatose liegt diese Mutation in homozygoter Form auf dem HFE-Gen vor. Es muss jedoch betont werden, dass eine homozygote C282Ÿ Mutation oder eine compound heterozygote Mutation, z.B. C282Y/H63D nicht immer mit einer Hämochromatose verbunden ist. In weitläufigen Screenings wurde festgestellt, dass es nicht in allen Fällen zur klinischen Manifestation einer Hämochromatose kommen muss. Daher werden in diesem Zusammenhang auch Ferritin, Eisen und Transferrin bestimmt (5).

2.6.4 Kernspintomographie

Die Kernspintomographie wird zur Messung des Eisengehalts der Leber eingesetzt. Eine Eisenbelastung der Leber von über 60 µmol/g (Normwert: 0-36) kann mit einer Sensitivität von 89% festgestellt werden. Als nichtinvasive Technik erbringt die Kernspintomographie außerdem zusätzlich Aufschluss über weitere Erkrankungen oder Begleiterscheinungen wie Aszites, Splenomegalie oder Hepatozelluläres Carcinom (5, 112).

2.6.5 Hepatischer Eisenindex

Ein weiterer Parameter zur Differenzierung der Hämochromatose von anderen Eisenüberladungen ist der hepatische Eisenindex. Er wird folgendermaßen berechnet: Konzentration von Eisen (in µmol Eisen pro Gramm Leber) in der Leber/Alter des Patienten. Ein Wert von > 1,9 ist dann richtungsweisend für eine Hämochromatose (95, 40).

2.6.6 Leberbiopsie

Die früher noch durchgeführte Leberbiopsie zum Nachweis der Hämochromatose hat angesichts der heutigen Möglichkeiten an Diagnostik nur noch einen geringen Stellenwert. Durch die Kombination von Kernspintomographie und Gentest wird die Leberbiopsie kaum noch gebraucht (14). Sie wird gelegentlich bei nicht-hämochromatose-bedingter Eisenüberladung durchgeführt (5).

2.6.7 Hämochromatosescreening

Sofern die Diagnose einer Hämochromatose gesichert ist, müssen auch andere Familienmitglieder untersucht werden. Meistens weisen sowohl die asymptomatischen Familienangehörigen als Genträger, als auch die Symptomatischen eine erhöhte Transferrinsättigung und ein erhöhtes Serrumferritin auf. Die Bedeutung eines allgemeinen Hämochromatosescreenings der Gesamtbevölkerung wird kontrovers diskutiert (99).

2.7 Therapie der Hämochromatose

Das erste Ziel in der Therapie der systemischen Eisenüberladung ist die Eisenspeicher so schnell wie möglich zu entleeren, um Organschaden zu vermeiden (40). Hierzu stehen verschiedene therapeutische Maßnahmen zur Verfügung.

2.7.1 Diätetische Maßnahmen

Diätetische Massnahmen dienen nicht zur Entleerung der Eisenspeicher, erscheinen jedoch sinnvoll. Es liegen hierzu keine fundierten Studien vor.
Auf jeden Fall sollten vermieden werden rotes Fleisch sowie Nahrungsergänzungsmittel mit Eisen (11). Es kann zusätzlich ein vermehrter Konsum von Tannin (schwarzer Tee), Calcium, Phosphat, Ballaststoffe, Tetrazykline, Polyphenole und Oxalat die Eisenresorption im Darm verringern. Dagegen wird die Eisenabsorption im Darm durch Vitamin C und große Mengen von Alkohol verstärkt (4, 40).
Mit diätetischen Massnahmen kann bedingt Einfluss auf den Eisenspeicher genommen werden (4).

2.7.2 Der Aderlass

Der Aderlass wurde bereits 1952 als erstes erfolgreiches Behandlungsverfahren bei der Hämochromatose beschrieben (11).
Seither gilt die regelmäßige Aderlassbehandlung als Therapie der ersten Wahl bei dieser Erkrankung. Es besteht ausreichend Erfahrung mit dieser Therapie. Sie ist initial meistens gut verträglich, verfügbar und kostengünstig. Normalerweise werden 450 - 500 ml Blut in einer Sitzung von 15-30 Minuten entfernt. Als Kompensationsvolumen werden isotonische Getränke empfohlen (4). Sofern diese Behandlung toleriert wird, werden Aderlässe einmal bis zweimal pro Woche durchgeführt bis Ferritin von 50 µg/l und eine Transferrinsättigung unter 30 %-50 % erreicht werden (73, 126, 95, 106, 43). Die Hämoglobinkonzentration sollte nicht unter 11 g/dl abfallen. In diesem Fall wird der Intervall der Behandlung auf mindestens 2 Wochen verlängert.

Es werden pro Aderlass von 450 - 500 ml Vollblut ca. 200-250 mg Eisen entzogen (43, 40).
Somit sind bis zu einem Ferritin-Ziel-Wert von 50 µg/l je nach Ausgangswert zwischen 40 – 120 Aderlässe angezeigt (34, 83). Neuere Studien zeigen, dass Erhaltungswerte über 50 µg/l

angestrebt werden sollten, da ein zu niedriges Ferritinlevel zur Runterregulation von Hepcidin bzw. zur Steigerung der Eisenabsorption führt (4, 14). Bei 40-120 Aderlässen beträgt die Therapiespanne 1-3 Jahre und bei der Entwicklung einer Anämie mehr als 3 Jahre. Somit stellen Aderlässe eine sehr zeitaufwändige Therapie mit Beeinträchtigung der Arbeitsfähigkeit und Verminderung der Lebensqualität dar (106). Je länger die Therapie Zeit in Anspruch nimmt, desto länger ist die Exposition zur Eisenüberladung (79).

Da die Speicher so schnell wie möglich entleert werden sollten, ist eine effektive und zügige Therapie wichtig. Diese ist durch den Aderlass nicht immer möglich. Die Lebenserwartung bei Hämochromatose-Patienten, bei denen die Entleerung der Eisenspeicher nicht innerhalb eines Jahres vollendet ist, ist vermindert (11).

Nach Normalisierung der Speicher ist eine Erhaltungstherapie von 4-8 Aderlässen pro Jahr notwendig (14).

Die Therapie kann bei Abfall der Hämoglobinkonzentration nicht weitergeführt werden bzw. müssen die Aderlassintervalle entsprechend verlängert werden.

Eine niedrige Hämoglobinkonzentration ist assoziiert mit einer signifikanten Sterblichkeit. Die Hämoglobinkonzentration hat einen Einfluss auf verschiedene Lebensfaktoren. Schon bei einem geringen Abfall der Hämoglobinkonzentration wird die Lebensqualität negativ beeinflusst (18).

Außerdem führen lange Therapiezeiträume zur schlechten Compliance des Patienten (79).

Einige Patienten können diese Therapie aufgrund von physiologischer Intoleranz, Angst, religiösen Überzeugungen, Zeitaufwand nicht verfolgen. Andere nicht wegen unzureichendem venösen Zugang oder Anämie bei Komorbidität (3).

Eine wichtige Voraussetzung für eine konsequente Aderlasstherapie sind gute Venenverhältnisse. Die häufigen Punktionen werden von den Patienten als sehr unangenehm empfunden.

Darüber hinaus kommen folgende Nebenwirkungen vor:

Vasovagale Ereignisse durch Volumenverschiebungen unter der Therapie, Hämatome und Verletzung der Gefäßwände, Erschöpfung und Müdigkeit bei Anämie, Verlust von Plasmaproteinen, Thrombozyten und Leukozyten, sowie Infektanfälligkeit (79, 106).

Schließlich ist die Aderlasstherapie bei Anämie (11), Hypoproteinämie und verschiedenen kardialen Erkrankungen kontraindiziert (60).

2.7.3 Die Erythrozytapherese (EA)

Im Rahmen der modernen Zelltherapie wurden Zellseparatoren entwickelt, die die Entnahme einzelner Blutkomponenten, z.b. Plasma, Thrombozyten, Erythrozyten, Blutstammzellen, Lymphozyten oder Granulozyten ermöglichen.

Die neuen Zellseparatoren sind vollautomatisiert und erlauben individuell die Herstellung verschiedener Mengen von Zellkonzentraten, z.B. ein oder zwei Erythrozytenkonzentrate ohne wesentliche Kreislaufbelastung für die Patienten (102). Die Geräte werden routinemäßig eingesetzt für die Herstellung von Eigenblut, Fremdblut (Spende) und bei Erwachsenen und Kindern im Rahmen einer therapeutischen Erythrozytapherese, z.B. Sichelzellanämie (100, 127, 124). Der Einsatz der Erythrozytapherese ist vor allem angezeigt bei Kindern mit Sichelzellanämie und transfusionsinduzierter Eisenüberladung (65, 113, 13). Das Verfahren ist sicher und hat gegenüber dem Aderlass einige Vorteile (102). Voraussetzung ist jedoch eine normale Hämoglobinkonzentration (4).

Es wird durch die Erythrozytapherese pro Sitzung mehr Blut entfernt als beim Aderlass. Allerdings spart sie Plasmaproteine, Gerinnungsfaktoren und Thrombozyten ein (13).

In einigen kleineren Studien wurde die Erythrozytapherese bei schweren Eisenüberladungssyndromen, bei Intoleranz der Aderlasstherapie oder bei beta-Thalassämie eingesetzt. In einigen Fällen wurde das Verfahren durch die Gabe von Erythropoetin unterstützt (4).

Es konnte gezeigt werden, dass die Erythrozytapherese therapeutisch schneller wirksam als der Aderlass bei der Behandlung der Hämochromatose ist (4, 6, 25, 82, 106, 107, 108). Obwohl die Gesamtkosten der Erythrozytapherese bei der Behandlung der Hämochromatose vergleichbar sind oder sogar günstiger als die der Aderlasstherapie (4), kam die Eryhrozytapherese nur selten als Therapieoption in Frage (26, 82, 106, 108). Dies kann erklärt werden 1. durch die Einfachheit der Aderlasstherapie im Vergleich zur Erythrozytapherese und 2. durch die Entwicklung einer Anämie, wie beim Aderlass, insbesondere bei einer Intensivierung der Behandlung.

Der Eisenverlust ist theoretisch zweifach höher als beim Aderlass (102). Eine Spende von zwei Erythrozytenkonzentraten entspricht einem Eisenverlust von 410 mg. Nebenwirkungen der Erythrozytapherese sind meistens mild und bestehen vor allem aus Schmerzen und Hämatombildung an der Venenpunktionsstelle, Citratreaktionen und vasovagalen Reaktionen (102).

2.7.4 Die Chelattherapie

Die Therapie mit Eisenchelatoren stellt eine mögliche Alternative zur Behandlung der Eisenüberladung dar. Sie wird eingesetzt bei Unverträglichkeit oder zusätzlich zur Aderlasstherapie und bei Patienten mit Anämie (112, 4) sowie kardialen Problemen (89). Bei transfusionsbedingter Eisenüberladung z.b. bei Thalassämie war die regelmäßige Infusion mit dem Eisenchelator Deferoxamin Standardtherapie. Inzwischen stehen auch die Eisenchelatoren Deferiprone und Deferasirox zur Verfügung, die oral eingenommen werden können (89). Die Chelattherapie wird für Hämochromatose nicht empfohlen. Die Therapie ist teuer, uneffektiv, beschwerlich und potentiell toxisch (5).

2.7.4.1 Deferoxamin (Desferal)

Seit 1970 war Deferoxamin der Standard Eisenchelator (89). Er wurde vor allem bei transfusionsbedingter Hämosiderose eingesetzt.

Deferoxamin ist ein Eisenchelator, der Komplexe mit dreiwertigen Eisen- und Aluminiumionen bildet. Die Chelatbildung erfolgt im molaren Verhältnis 1:1, so dass theoretisch 1 g Deferoxamin 85 mg dreiwertiges Eisen oder 41 mg Aluminium binden kann. Aufgrund seiner chelatbildenden Eigenschaften vermag Deferoxamin freies Eisen, entweder im Plasma oder in Zellen unter Bildung des Komplexes Feroxamin aufzunehmen. Das im Urin ausgeschiedene Feroxamin spiegelt hauptsächlich das im Plasma chelatgebundene Eisen, während das intrahepatisch chelatgebundene Eisen über den Stuhl ausgeschieden wird (13, 89, 112).

Deferoxamin hat eine geringe Halbwertszeit und muss deshalb parenteral verabreicht werden (112, 89). Die Verabreichung erfolgt über eine subkutane Langzeitinfusion über Nacht, 6-7 Nächte in der Woche. Es werden 40 mg Deferoxamin pro kg Körpergewicht als subkutane Infusion über 8-10 Stunden verabreicht (43). Aufgrund dieser aufwändigen Verabreichung ist die Compliance äußerst gering (4, 89, 112).

Der Aufwand der Therapie, sowie die Nebenwirkungen sprechen dafür Deferoxamin nur bei Patienten mit Hämochromatose anzuwenden, denen eine Aderlasstherapie z.B. bei Anämie nicht möglich ist oder die bereits starke kardiale Beeinträchtigungen aufweisen.

Nebenwirkungen der Deferoxamintherapie sind lokale Irritationen an der Injektionsstelle. Verschlechterung des Hörvermögens bei Tinnitus sowie des Farbensehens. Bei Kindern kommt es zu Wachstumsstörungen. Hier sollte die Therapie nur bei absoluter Notwendigkeit unter engmaschiger Kontrolle durchgeführt werden (112, 89).

2.7.4.2 Deferiprone (Ferriprox)

Deferiprone wurde das erste Mal 1987 bei Menschen eingesetzt. Deferiprone ist ein Eisenchelator mit mittlerer Halbwertszeit und kann daher oral verabreicht werden. Die orale Medikation findet dreimal täglich statt (89). Ein Vorteil von Deferiprone ist, dass es Membranen leicht passieren kann und somit Eisen leichter aus dem Gewebe entfernen kann. Es gab kontroverse Diskussionen zur Sicherheit von Deferiprone, da 1990 während einer klinischen Studie Leberfibrose aufgetreten ist. Bekannte Nebenwirkungen von Deferiprone sind Neutropenie, Agranulozytose, muskuloskeletale Schmerzen und Gelenkschmerzen, gastrointestinale Störungen (89, 112), Zinkmangel (112). Enges Monitoring ist nötig. Die Dosierung beträgt 75 mg/kg/KG pro Tag in drei Einnahmedosen aufgeteilt bis zu 100 mg/kg täglich (112).

2.7.4.3 Deferasirox (Exjade)

Deferasirox ist ein oraler Eisenchelator mit relativ langer Halbwertszeit, der oral einmal pro Tag eingenommen wird. Deferasirox-Eisenkomplexe werden im Stuhl ausgeschieden (89). Die notwendige Dosierung beträgt mindestens 20-30 mg pro kg Körpergewicht, um einen therapeutischen Effekt zu erzielen (112). In einer randomisierten Studie konnte gezeigt werden, dass bei einer Dosierung von 20-30 mg/kg/KG gleiche therapeutische Effekte erzielt werden können wie mit Deferiprone. Jedoch kann Deferiprone eine myokardiale Eisenüberladung schneller beheben als Deferoxamin. Wie Deferiprone konnte Deferasirox wirksam intrazellulär Eisen z.B. in Herzmuskelzellenkulturen entfernen, was Deferoxamin nicht konnte. Trotzdem kann eine hochdosierte Deferoxamin Therapie kardiale Eisenüberladung beheben und war der Standard bei der kardialen Eisenüberladung und deren Therapie (89).

Nebenwirkungen sind vor allem gastrointestinale Störungen sowie ein Anstieg des Kreatinins (112) und Übelkeit. Bei der Behandlung der Hämochromatose wurden leberschädigende Wirkungen beobachtet (58). Die Nebenwirkungen sind dosisabhängig und mit einer Reduktion der Dosis reversibel (4). Im Rahmen der Postmarketing-Surveillance zum Eisenchelatbildner Deferasirox sind der amerikanischen Zulassungsbehörde FDA mehrere Fälle von akutem Nierenversagen gemeldet worden, von denen einige tödlich endeten. Die FDA verfügte eine Änderung der Fachinformation, worüber der Hersteller in einem Health Care Provider-Brief informiert (58). Neben dem akuten Nierenversagen sind der FDA auch mehrere Berichte über Zytopenien (Agranulozytose, Neutropenie und Thrombozytopenie) zugegangen. Auch hier ist es zu Todesfällen gekommen. Eine kausale Beziehung zwischen der Einnahme von Deferasirox und den Zwischenfällen sei nicht sicher, schreibt die FDA, da es auch aufgrund der Grunderkrankungen der Patienten zu einem Knochenmarkversagen gekommen sein könnte. Vor Kurzem wurde jedoch in einer klinischen Studie gezeigt, dass die Einnahme von 10 mg/kg/Tag unter Kontrolle der Leber und Nierenwerte sinnvoll sein könnte. Daher werden weitere Studien empfohlen (58, 93).

Hoffbrand et al berichten über eine grundsätzlich gute Verträglichkeit des Medikaments und nennen Nebenwirkungen wie Anstieg des Kreatinins, der Leberenzyme, Oberbauchbeschwerden, Durchfälle. Die Dosierung beträgt 20-30 mg/kg/KG (55).

Tab. 2 Eigenschaften verfügbarer Eisenchelatoren nach Neufeld (89)

Medikament	Deferoxamin	Deferiprone	Deferasirox
Verabreichung	parenteral	oral	oral
Plasma HWZ	Kurz/Minuten	Mittel <2 Std.	Lang 8-16 Std. (bleibt 24 Std im Plasma
Molare Eisenchelatierung/ Effektivität	Hoch	niedrig	moderat
Nebenwirkungen	Toxizität auf Augen und Ohren, Effekte auf Wachstum und Knochen, potentielle Lungentoxizität, lokale Hautreaktionen	Selten aber schwere Agranulozytose , milde Neutropenie, Gastrointestinale Beschwerden, erosiver Arthritis	Gastrointestinale Beschwerden, Diarrhoe, Kreatininanstieg
Fähigkeit Eisen intrazellulär kardial oder in anderen Geweben zu binden	Wahrscheinlich geringer als bei Deferiprone und Deferasirox	Hoch	Noch keine Studienlage

Die Tabelle vergleicht die drei Eisenchelatoren Deferoxamnin, Deferiprone, Deferasirox miteinander bezüglich Verabreichung, Plasma HWZ, Effektivität, Nebenwirkungen und die Fähigkeit Eisen intrazellulär zu binden (Tabelle aus 89).

2.7.4.4 Eisenchelator FBS0701

Ein neuer oraler Eisenchelator wird in klinischen Studien bei Patienten mit Eisenüberladung geprüft. Die Substanz gehört zu der Desferriferrithiocin-Klasse (FBS0701) und bindet mit hoher Affinität freies dreiwertiges Eisen. In einer Phase II Studie zeigt dieses Medikament bessere Wirksamkeit und Verträglichkeit als Ferasirox (88).

2.7.5 Erythropoetin

2.7.5.1 Entdeckung und Eigenschaften von Erythropoetin

Der erste Hinweis auf eine Steigerung der Erythropoese durch Hypoxie geht auf eine Beobachtung im Jahre 1890 zurück. Es wurde damals festgestellt, dass die Erythrozytenzahl durch den Aufenthalt auf hohen Bergen ansteigt. Vor mehr als 100 Jahren (1906) haben Carnot und Deflandre einen Serum-Faktor für die hypoxie-induzierte Erythropoese vermutet. In der Tat gelang es 1977 den Faktor zu isolieren und in Escherichia coli zu klonieren und ein Jahr später auch in Säugetierzellen. Somit wurde die großtechnische Produktion von rekombinantem Erythropoetin für therapeutische Zwecke möglich. Seither wird Erythropoetin erfolgreich zur Anregung der Erythropoese bei Anämie eingesetzt (120).

Es besteht aus 165 Aminosäuren und vier Oligosaccharidketten, gehört zur Familie der Zytokine und wird in den Nieren aber auch zum Teil in der Leber produziert. Die Produktion wird durch den Sauerstoffgehalt des Blutes reguliert (120). Bei erhöhter Konzentration von Erythropoetin im Plasma wird die Zeit der Reifung der Retikulozyten verkürzt und deren Überlebenszeit in der Zirkulation entsprechend verlängert. Fällt z.B. die Sauerstoffsättigung um 3-4-% ab, steigt die Hb Konzentration um 1 g/dl (41). Die Plasmakonzentration von Erythropoetin (6-25 iE/l) verhält sich invers zur Erythrozytenkonzentration (4-5,5 Mill/µl Blut). Fallen die Erythrozyten und somit die Sauerstoffversorgung unter den Normbereich steigt die Produktion von Erythropoetin und damit die Erythropoese im Knochenmark an. Steigt die Konzentration der Erythrozyten wieder an, sinkt die Konzentration von Erythropoetin im Blut und damit die Rate der Erythropoese im Knochenmark (120). Die Produktion der Erythrozyten hängt streng von der Interaktion zwischen Erythropoetin und dem transmembranen Rezeptor EPO-R ab. Die erythroiden Zellen des Knochenmarks exprimieren EPO-R. Auf Proerythroblasten wird EPO-R maximal exprimiert. Auch in anderen Gewebeformen wie z.B. ZNS, Endothel, Leber, Uterus kommen Erythropoetin und dessen Rezeptor vor (24), aber nicht auf soliden Tumoren (62).

2.7.5.2 Klinischer Einsatz des Erythropoetins

Die Indikation zur Behandlung mit Erythropoetin ist gegeben bei renaler Anämie, bei Patienten mit Anämie vor elektiven Operationen, bei der Herstellung von autologen Erythrozytenkonzentraten, bei der medikamentös induzierten Anämie, aber auch bei Frühgeborenen zur Vermeidung von allogenen Bluttransfusionen (120, 62, 19). Das Medikament wird je nach Bedarf und Wirksamkeit bis zu 2-3 mal in der Woche subkutan appliziert. Die Wirkung ist vom Eisengehalt abhängig und wird durch Eisensubstitution wesentlich verstärkt (17). Ohne Eisensubstitution führt die Behandlung mit Erythropoetin zur schnellen Entleerung des Eisenspeichers bzw. zum Eisenmangel.

2.7.5.3 Nebenwirkungen

Erythropoetin ist gut verträglich und die Behandlung ist risikoarm. Die häufigste Nebenwirkung ist der Blutdruckanstieg (1-10 %). Diese Nebenwirkung tritt vorwiegend bei Patienten mit renaler Anämie auf. Außerdem kann das Risiko thrombembolischer Komplikationen bei kardialen und malignen Erkrankungen ansteigen. Es ist unklar ob Erythropoetin auch die Thrombopoese stimulieren kann und dadurch das Thromboserisiko erhöht.

Die frühere Diskussion über eine mögliche Stimulation des Wachstums von Tumoren hat sich bisher nicht bestätigt. Schließlich exprimieren Tumorzellen keine oder nur schwach Rezeptoren für Erythropoetin. Die Entwicklung von Antikörpern gegen Erythropoetin kommt nur selten vor (62, 19).

Angesichts der Erkenntnisse, dass bei Hämochromatose Patienten geringere Dosierungen von Erythropoetin notwendig sind (16), Thrombozytenerhöhungen durch Erythropoetin nur bei relativem Eisenmangel vermutet werden (120) und Erythropoetin als ein effektiver Stimulant der Erythropoese angesehen werden kann, auch bei nichtanämischen Patienten (17), stellt sich die Frage, ob Erythropoetin in der Therapie der Hämochromatose häufiger eingesetzt werden könnte. In Kombination mit der Erythrozytapherese könnte diese Therapie zu einem effektiven, kostensparendem und schonendem Verfahren für Patienten mit Hämochromatose werden.

3. Fragestellung und Ziel der vorliegenden Arbeit

Die primäre Hämochromatose ist gekennzeichnet durch eine Eisenstoffwechselstörung bzw. Eisenüberladung, die multiple Organschädigungen und dementsprechend Symptome verursachen kann. Das Ziel bisheriger Therapieansätze ist eine Normalisierung des Ferritinspiegels. Die Therapie der Wahl ist bisher die indirekte Eisenentfernung durch regelmäßige Aderlässe oder wenn möglich Erythrozytapherese.

Diese Therapien sind langwierig und können bei hohen Ferritinkonzentrationen mehrere Jahre dauern. Außerdem werden bei der Aderlasstherapie nicht nur Erythrozyten entfernt, wie bei der Erythrozytapherese, sondern alle Blutbestandteile. Schließlich ist der Einsatz beider Therapiemöglichkeiten durch die Entwicklung einer Anämie häufig limitiert.

Erythropoetin ist sehr gut verträglich, steigert die Erythropoese, ist verfügbar in rekombinanter Form, aber auch inzwischen als Biosimilar und wird erfolgreich eingesetzt zur Behandlung der Anämie durch Bildungsstörungen und prophylaktisch zur Vermeidung von allogenen Bluttransfusionen bei Operationen und bei Neonaten. Erythropoetin ist die meist verwendete therapeutische Rekombinante der Humanmedizin und verursacht selten unerwünschte Nebenwirkungen. Die wichtigsten Nebenwirkungen sind die Entwicklung einer Hypertonie bei Patienten mit renaler Anämie und die Erhöhung thombembolischer Komplikationen bei Patienten mit Thromboserisiko.

Alle oben genannten Tatsachen legen den Gedanken nahe, dass die schnell wirksamste Therapie bei Patienten mit Hämochromatose eine Kombination von Erythrozytapheresen und Erythropoetingaben ist. Diese Therapiemöglichkeit wurde bisher nur bei wenigen Patienten beschrieben. In der vorliegenden Arbeit sollten die relevanten Daten von allen Patienten, die mit dieser Kombinationstherapie in einer Praxis behandelt wurden, ausgewertet werden. Ziel und Fragestellung der Arbeit ist es, die Effektivität und Sicherheit dieser Kombinationstherapie bei Patienten mit Hämochromatose zu prüfen.

Die Behandlung erfolgte nur wenn die klassische Aderlasstherapie nicht angezeigt, nicht möglich oder von den betroffenen Patienten nicht erwünscht war. Die Patienten waren über ihre Erkrankung und Therapiemöglichkeiten durch Selbsthilfegruppen und Internet sehr gut informiert.

4 Material und Methoden

4.1 Patienten und Einschlußkriterien

In der vorliegenden Arbeit handelt es sich um eine retrospektive Analyse von unselektierten Patienten mit Hämochromatose, die in der Zeit zwischen April 2006 und Dezember 2012 untersucht und behandelt wurden. Die Einschlußkriterien definierten sich wie folgt: Eingeschlossen wurden symptomatische männliche und weibliche Patienten mit genetisch nachgewiesener Hämochromatose und erhöhten Ferritinwerten. Das Alter der Patienten sollte mindestens 18 Jahre und höchstens 85 Jahre betragen. Patienten mit Vorbehandlungen oder unter Aderlasstherapie wurden nicht ausgeschlossen, wenn eine Behandlung notwendig war. Von der Behandlung ausgeschlossen wurden Patienten mit vorausgegangenen oder bestehenden Tumorerkrankungen und Patienten mit Antikoagulationstherapie.

Abbruchkriterien der Therapie waren die Unverträglichkeit der Therapie sowie das Nichtansprechen auf Erythropoetin. Alle Patienten wurden mit dem Verfahren der Erythrozytapherese in Kombination mit Erythropoetin behandelt. Die Patienten waren bereits über die Hämochromatosevereinigung Deutschland über dieses Verfahren und alternative Behandlungsmöglichkeiten informiert und hatten den Wunsch mit dem neuen Verfahren behandelt zu werden. Sie wurden über alle Therapieoptionen aufgeklärt. Ein Ethikvotum war laut Ethikkommission nicht nötig, da es sich um die retrospektive Auswertung von Daten aus einer niedergelassenen Praxis in München handelt, die komplett anonymisiert vorgenommen wurde.

4.2 Vorgehensweise

Die Erythrozytapherese fand soweit möglich alle zwei Wochen statt. Zwischen den Sitzungen erhielt der Patient unter Kontrolle und in Abhängigkeit der Hämoglobinkonzentration Injektionen von je 4000 i.E. Erythropoetin subkutan. Die Häufigkeit der Injektionen wurde anhand der Hämoglobinkonzentration festgelegt. So erhielt ein Patient zwischen zwei Sitzungen Erythrozytapherese 1 bis max. 6 Injektionen à 4000 i.E. Erythropoetin. Die Hämoglobinkonzentration sollte maximal bei 17 g/dl bei Männern und maximal bei 16 g/dl bei Frauen liegen. In regelmäßigen Abständen wurden folgende Parameter bestimmt: Hb in g/dl, MCV in fl, MCH in pg, Thrombozyten x 10^3 /µl, Ferritin in µg/l, Transferrin in mg/dl, Transferrinsättigung in % und Eisen in µg/dl. Da die derzeitige Empfehlung ist, die Ferritinkonzentration nicht mehr unter 50 µg/l zu senken, sondern lediglich in den Normbereich zu bringen, war das Ziel die Ferritinkonzentration in den Normbereich des messenden Labors zu senken. Dieser betrug 20-250 µg/l für Männer und 10-150 µg/l bei Frauen. Die Patienten wurden regelmäßig nach ihrer Befindlichkeit und ihren Symptomen befragt. Nebenwirkungen wurden dokumentiert.

4.3 Aphereseverfahren

Die Anwendung der Erythrozytapherese erfordert entsprechendes Equipment wie ein Pheresegerät, sowie eine Apparatur zur kurzfristigen Messung der Hämoglobinkonzentration. Zur Bedienung der Gerätschaften und zur Durchführung des Verfahrens wird geschultes Personal benötigt. Eine Apherese stellt das selektive Entfernen und Gewinnen von einem oder mehreren Blutbestandteilen dar, wobei die restlichen Bestandteile zum Spender zurückgeführt werden. Die Maschine arbeitet dabei voll automatisch. Der Ablauf einer Behandlung gestaltet sich wie folgt: Dem Patienten wird ein großvolumiger Zugang gelegt. Bei dem hier angewendeten Verfahren handelt es sich um ein Single needle Verfahren. Nach Abnahme der notwendigen Blutwerte insbesondere Kontrolle der Hämoglobinkonzentration, erhält der Patient eine 500 ml Kochsalz-Lösung als Volumensubstitution. Es erfolgt das Einlegen eines Einmalsets für das Phereseverfahren in die Maschine. Nach Auswählen und Starten des Programms, das Gerät zeigt den jeweiligen Verarbeitungsstatus an, erfolgt die Überwachung und Betreuung des Patienten. Die Dauer des Verfahrens beläuft sich auf ca. 60 Minuten (50, 51).

4.4 Pheresegerät MCS3P

Verwendet wurde ein Pheresegerät der Firma Haemonetics, das Mobile Collection System MCS3P, mit dem die Sammlung von Blutbestandteilen, wie von Thrombozyten, Plasma, Erythrozyten und Stammzellen möglich ist. Gesammelt wurde ein Doppelpack-Erythrozytenkonzentrat, welches 500 ml Erythrozytenkonzentrat entspricht (50). Das Gerät besteht aus folgenden Gerätebauteilen:

1. Antikoagulanspumpe	7. Spenderdrucküberwachung
2. Luftdetektor für Antikoagulansschlauch	8. Luftdetektor 1 +2 für Spenderschlauch
3. Tropfenüberwachung	9. Ventil 7x
4. Transferpumpe	10. Systemdrucküberwachung
5. Blutpumpe	11. Waage
6. Luftdetektor für Blutschlauch	12. Spenderflußanzeige

13. Überlaufsensor

14. T-Halterung

15. Anzeigefeld

17. Zentrifuge

4.5 Verfahrensbeschreibung MCS3P

Um einen optimalen Venenfluß zu erzielen, verwendet die MCS3P eine Druckmanschette, die während des gesamten Verfahrens über der Venenpunktion angebracht ist. Während des Entnahme-Modus hält sie automatisch einen vom Programm vorgegebenen Druck aufrecht. Der Druck ist programmierbar. Wenn das Gerät den Rückgabe-Modus erreicht, wird die Druckmanschette automatisch entlüftet.

Während eines Verarbeitungszyklusses wird das Blut des Patienten automatisch in einem bestimmten Verhältnis mit Antikoagulans gemischt. Dies geschieht mittels der Antikoagulanspumpe.

Die Antikoagulanspumpe dreht sich nur während der Entnahme und des Vorfüllens.

Bei der Entnahme wird Antikoagulanslösung vom Antikoagulansbeutel zum Nadelansatz gepumpt.

Dort vermischt sich das Blut mit dem Antikoagulans. Das geeignete Antikoagulansverhältnis wird, je nach gewähltem Protokoll und des gewünschten Verhältnisses, automatisch geregelt.

Ein optischer Sensor – der Antikoagulans-Monitor überwacht den Antikoagulansfluß. Die Flußkontrolle passt sich automatisch an das gewählte Antikoagulans -Verhältnis an.

Im Entnahme-Modus pumpt die Blutpumpe dann antikoaguliertes Vollblut durch die Filterkammer des Einmalsets in die Zentrifugenglocke.

Die Einwegglocke separiert durch ihre Drehbewegung das antikoagulierte Blut in seine verschiedenen Bestandteile.

Die Zentrifugendrehzahl liegt zwischen 3000 und 7000 Umdrehungen pro Minute (U/Min). Die verschiedenen Zentrifugendrehzahlen erzielen unterschiedliche Separierungsstufen.

Für jedes Protokoll ist die entsprechende Drehzahl programmiert.

Wenn die Glocke gefüllt ist, fließen die separierten Bestandteile aus der Glocke ab, wobei die leichtesten Bestandteile zuerst austreten.

Die zu sammelnden Bestandteile werden in einen oder mehrere Sammelbeutel abgeleitet. Die übrigen Bestandteile erhält der Patient zurück.

Bei der Erythrozytapherese werden Erythrozyten gesammelt und Plasma und Restbestandteile des Blutes dem Patienten wieder zugeführt.

Sensible Luftdetektoren überwachen die Schläuche auf eventuell vorhandene Luft und gewähren dem Patienten somit stets ein sicheres Verfahren.

Die MCS3P arbeitet mit 7 Ventilen, die die Richtung der Flüssigkeiten steuern. Die Funktion der Ventile wird vom Mikroprozessor der MCS3P gesteuert und ist vollautomatisch.

Verwendet wurde das Plasma Ery Saver Protokoll, welches die Entnahme von 0 bis 2 Erythrozytenkonzentraten ermöglicht.

Verwendet wurden das Einmalset Art. Nr. 752 sowie die empfohlene Antikoagulanslösung CPD-50, 250 ml für Einstichdorn, Art.Nr. 418 Verhältnis: 1:16 (50,51).

4.6 Erythropoetin

Verwendet wurde ERYPO® 4000 I.E./ml Injektionslösung zur i.v. oder s.c. Anwendung Wirkstoff: Epoetin alfa, Hersteller: JANSSEN-CILAG GmbH

Erythropoetin wurde s.c. verabreicht, Einmaldosis 4000 i.e., maximal 6 Injektionen zwischen zwei Sitzungen. Injektionen alle 2-3 Tage.

4.7 Laboruntersuchungen

Vor jeder Erythrozytapherese wurden die zu bestimmenden Blutwerte abgenommen. Diese sind:

Hämoglobin in g/dl

MCV in fl

MCH in pg

Thrombozyten x 10^3 /µl

Ferritin in µg/l

Eisen in µg/dl

Transferrin mg/dl

Transferrinsättigung in %

5 Ergebnisse und statistische Auswertung

5.1 Patienten

In der Zeit zwischen April 2006 und Dezember 2012 wurden insgesamt 20 Patienten, 18 Männer und 2 Frauen, mit Erythrozytapherese und Erythropoetin behandelt. Das Patientenalter lag zwischen 36 und 71 Jahren. Bei 14 Patienten war die Diagnose bereits bekannt und bei den restlichen 6 Patienten wurde die Erkrankung neu diagnostiziert. Bei 13 Patienten lag eine C282Y/C282Y, bei 5 Patienten lag eine C282Y/Wildtyp, bei 1 Patienten eine C282Y/H63D Mutation und bei 1 Patienten eine H63D homozygote Mutation vor (Tabelle 3). Alle Patienten mit vorbekannter Diagnose (Patient Nr. 1-8, 11, 13, 14, 16, 18, 20) waren bereits mit Aderlass und ein Patient (Nr. 18) zusätzlich mit Deferasirox (Exjade) vorbehandelt. Die restlichen (Patient Nr. 9,10,12,14,15, 17, 19) neu diagnostizierten Patienten haben primär die Kombinationstherapie ausgewählt (Tabelle 3).

Tabelle 3 Relevante Daten von behandelten Patienten

Patnr.	Geschlecht	Alter	Diagnose	Diagnose bekannt	Vortherapie
1	m	44	H63D homozygot	ja	Aderlass
2	m	59	C282Y homozygot	ja	Aderlass
3	w	46	C282Y homozygot	ja	Aderlass
4	m	44	C282Y homozygot	ja	Aderlass
5	m	54	C282Y homozygot	ja	Aderlass
6	m	68	C282Y heterozygot	ja	Aderlass
7	w	50	C282Y homozygot	ja	Aderlass
8	m	49	C282Y homozygot	ja	Aderlass
9	m	63	C282Y heterozygot	neu	keine
10	m	41	C282Y+H63D heterozygot	neu	keine
11	m	36	C282Y homozygot	ja	Aderlass
12	m	70	C282Y heterozygot	neu	keine
13	m	41	C282Y heterozygot	ja	Aderlass
14	m	65	C282Y homozygot	ja	Aderlass
15	m	37	C282Y heterozygot	neu	keine
16	m	71	C282Y homozygot	ja	Aderlass
17	m	55	C282Y heterozygot	neu	keine
18	m	48	C282Y homozygot	ja	Aderlass/Exjade
19	m	45	C282Y homozygot	neu	keine
20	m	40	C282Y homozygot	ja	Aderlass

5.2 Symptome vor und nach Therapie

Die häufigsten geklagten Beschwerden waren Müdigkeit, Leistungsschwäche und/oder Gelenkbeschwerden (Tabelle 4). 18 Patienten klagten über Müdigkeit, die bei allen 18 Patienten nach der Therapie nicht mehr vorhanden war. 19 Patienten gaben einen Leistungsabfall an. 19 Patienten gaben nach der Therapie eine Normalisierung der Leistung an. 17 Patienten beschrieben Gelenkbeschwerden, die bei 8 Patienten nach Therapie verschwunden waren. 3 Patienten hatten vor Therapie unspezifische Magen-Darm-Beschwerden, die sich durch die Therapie zurückbildeten. 7 Patienten klagten über Infektanfälligkeit (mehr als 4 Infekte pro Jahr), die nach der Therapie offensichtlich nicht mehr vorgekommen ist. Muskelsteifigkeit/Muskelschmerzen kamen bei zwei Patienten vor und verschwanden unter der Therapie. Zusammengefasst haben sich alle von den Patienten angegebenen Symptome bis auf die Gelenkschmerzen bei einem Teil der Patienten zurückgebildet (Tabelle 4).

Tabelle 4 Symptome vor und nach Therapie

Pat nr.	Müdigkeit vor/nach Therapie	Leistungsabfall vor/nach Therapie	Gelenk-Schmerzen vor/ nach Therapie	Magen-Darm-Beschwerden vor/nach Therapie	Infektanfälligkeit vor/nach Therapie	Muskelsteife /schmerzen vor/nach Th.
1	keine	ja / nein	ja / nein	ja / nein	keine	keine
2	keine	ja / nein	ja / nein	ja / nein	keine	keine
3	ja / nein	ja / nein	keine	keine	keine	keine
4	ja / nein	ja / nein	ja / ja	keine	ja / nein	keine
5	ja / nein	ja / nein	ja / ja	keine	keine	keine
6	ja / nein	ja / nein	ja / ja	keine	keine	ja / nein
7	ja / nein	ja / nein	ja / nein	keine	keine	keine
8	ja / nein	ja / nein	ja / nein	keine	keine	keine
9	ja / nein	ja / nein	ja / nein	keine	ja / nein	ja / nein
10	ja / nein	ja / nein	keine	keine	keine	keine
11	ja / nein	ja / nein	ja / ja	keine	keine	keine
12	ja / nein	ja / nein	ja / nein	keine	ja / nein	keine
13	ja / nein	ja / nein	ja / ja	keine	ja / nein	keine
14	ja / nein	ja / nein	ja / ja	keine	ja / nein	keine
15	ja / nein	keine	ja / nein	keine	ja / nein	keine
16	ja / nein	ja / nein	ja / nein	keine	keine	keine
17	ja / nein	ja / nein	ja / ja	ja / nein	keine	keine
18	ja / nein	ja / nein	keine	keine	keine	keine
19	ja / nein	ja / nein	keine	keine	keine	keine
20	ja / nein	ja / nein	ja / ja	keine	ja / nein	keine

5.3 Verträglichkeit/Compliance/Kosten

Die Verträglichkeit der Therapie war insgesamt sehr gut. Lediglich bei einem Patienten trat während der Behandlung vorübergehend ein Juckreiz auf, dessen Ursache unklar blieb. Bei einer Patientin wurde eine leichte Citratreaktion beobachtet. Die Patientin berichtete bei Rückgabe des Plasmas von Kribbelparästhesien. Ein anderer Patient litt unter einer Pleuritis im Rahmen eines Infektes, der antibiotisch behandelt wurde. Bei diesem Patienten konnte zu diesem Zeitpunkt eine kurzfristige Erhöhung des Ferritins als Akut-Phase Protein beobachtet werden, dass sich nach Abheilen der Pleuritis wieder auf einen angepassten Wert eingliederte. Die Pleuritis steht wahrscheinlich ursächlich nicht im Zusammenhang mit der Therapie. Sonstige Nebenwirkungen wurden nicht beobachtet oder von Patienten berichtet.

Die subjektive Beurteilung der Therapie war ausnahmslos sehr gut. Die Therapie wurde von den Patienten sehr gut angenommen, die Compliance war bei allen Patienten gegeben.

Es findet sich eine Aufstellung der Gesamtkosten der Erythropoetintherapie pro Patient. Als Berechnungsgrundlage dient hier der aktuelle Preis von 33,16 Euro. Dieser Preis unterscheidet sich teilweise von den realen Kosten zum Zeitpunkt der Therapie, da sich die Preise von Erythropoetin in den letzten Jahren sehr verändert haben. Der damalige Preis betrug ca. 80 Euro pro Injektion. Durch die Verfügbarkeit von Biosimilar sind die Preise von Erythropoetin stark gesunken und die Kosten in der Gesamttherapie konnten dadurch deutlich gesenkt werden. Die Kosten bewegen sich von minimal 66,32 Euro bis maximal 6864,12 Euro (Tab 5).

Tabelle 5 Verträglichkeit der Therapie, subjektive Beurteilung, Compliance und Kosten

Pat nr.	Verträglichkeit	subjektive Beurteilung der Therapie	Compliance	Kosten Erypo4000 je 33,16 Euro
1	sehr gut	sehr gut	100%	232,13
2	sehr gut	sehr gut	100%	596,88
3	Kribbelparästhesien bei Rückgabe	sehr gut	100%	66,32
4	sehr gut	sehr gut	100%	298,44
5	sehr gut	sehr gut	100%	298,44
6	sehr gut	sehr gut	100%	298,44
7	sehr gut	sehr gut	100%	397,92
8	sehr gut	sehr gut	100%	298,44
9	Juckreiz	sehr gut	100%	298,44
10	sehr gut	sehr gut	100%	464,24
11	sehr gut	sehr gut	100%	530,56
12	sehr gut	sehr gut	100%	298,44
13	entzündiches Geschehen an der Pleura	sehr gut	100%	994,8
14	sehr gut	sehr gut	100%	497,4
15	sehr gut	sehr gut	100%	530,56
16	sehr gut	sehr gut	100%	1890,12
17	sehr gut	sehr gut	100%	630,04
18	sehr gut	sehr gut	100%	2055,92
19	sehr gut	sehr gut	100%	696,36
20	sehr gut	sehr gut	100%	6864,12

5.4 Hämoglobinkonzentration/Thrombozytenanzahl/MCV/MCH

Seitens der Hämoglobinkonzentration und Thrombozytenzahl traten keine klinisch relevanten Veränderungen ein (Tabelle 4). Die Hämoglobinkonzentration fiel maximal um 1,9 g/dl (vor Therapie 14,1 und nach Therapie 12,2 g/dl) bei einem Patienten (Tabelle 4 Patient Nr. 1) und stieg maximal um 2g/dl (14,6 g/dl auf 16,6 g/dl) bei einem Patienten an (Tabelle 4 Patient Nr 13).

Ebenso zeigte die Thrombozytenanzahl nur geringe Schwankungen. Ein Anstieg über 50 x 10^3 /µl kam bei 2 Patienten vor und ein Abfall über 50 x 10^3 /µl kam auch bei zwei anderen Patienten vor (Tabelle 4, Patienten 1 und 17 bzw. 12 und 19). Die Thrombozytenanzahl blieb also relativ konstant und es konnte keine Erhöhung der Thrombozyten unter Erythropoetintherapie beobachtet werden.

Das mittlere korpuskuläre Volumen (MCV, Normwert 80-96 fl) war leicht oder mäßig erhöht bei der Hälfte der Patienten vor (10 Patienten) und nach der Behandlung (10 Patienten) (Tabelle 4). Ebenso verhielt es sich mit den Werten für das mittlere korpuskuläre Hämoglobin (MCH, Normwert 28-32 pg), die überwiegend (bei 15 Patienten vor der Therapie und bei 10 Patienten nach der Therapie) leicht oder mäßig erhöht waren.

45

Tab. 6 Blutbild vor und nach Therapie mit Erythropoetin und Erythrozytapherese

Patnr.	Hb vor/nach Therapie + (Differenz)	Thrombozyten vor/nach Th. +(Differenz)	MCV in fl vor/nach Th. +(Differenz)	MCH in pg vor/nach Th. +(Differenz)
1	14,1 / 12,2 (-1,9)	284 / 337 (+53)	87,6 / 89,2 (+ 1,6)	30,2 / 29,8 (-0,4)
2	12,4 / 12,8 (+0,4)	245 / 202 (-43)	91,1 / 88,4 (-3)	32,5 / 31,5 (-1)
3	13,4 / 13,8 (+0,4)	343 / 374 (+31)	85,2 / 86,1 (+0,9)	29,6 / 29,8 (+0,2)
4	15,6 / 16,1 (+0,5)	238 / 225 (-13)	98,9 / 96,8 (-2,1)	33,4 / 34,8 (+1,4)
5	14,7 / 15,0 (+0,3)	255 / 228 (-27)	91,0 / 97,0 (+6)	32,1 / 33,0 (+0,9)
6	14,4 / 13,9 (-0,5)	207 / 235 (+28)	97,0 / 98,8 (+1,8)	33,6 / 33,8 (+0,2)
7	14,0 / 15,1 (+1,1)	204 / 178 (-26)	95,2 / 91,5 (-3,7)	32,0 / 30,9 (-1,1)
8	15,6 / 15,5 (-0,1)	261 / 280 (+19)	97,9 / 96,0 (-1,9)	32,6 / 32,3 (-0,3)
9	14,4 / 13,4 (-1,0)	157 / 137 (-20)	96,9 / 91,9 (-5)	32,7 / 31,8 (-0,9)
10	14,8 / 14,0 (-0,8)	272 / 291 (+19)	85,1 / 88,5 (+3,4)	29,8 / 30,9 (+1,1)
11	15,5 / 16,0 (+0,5)	181 / 205 (+24)	97,2 / 93,9 (-0,3)	33,8 / 33,4 (-0,4)
12	14,2 / 14,3 (+0,1)	186 / 126 (-60)	95,3 / 99,8 (+4,5)	35,3 / 36,6 (+1,3)
13	14,6 / 16,6 (+2,0)	261 / 239 (-22)	98,6 / 100,0 (+1,4)	33,4 / 33,9 (+0,5)
14	15,6 / 13,8 (-1,8)	243 / 204 (-39)	99,9 / 97,2 (-2,7)	35,3 / 32,9 (-2,4)
15	14,5 / 16,1 (+1,6)	170 / 194 (+24)	99,2 / 96,7 (-2,5)	34,3 / 33,1 (-1,2)
16	14,2 / 14,2 (0)	168 / 185 (+17)	103,7 / 101,2 (-2,5)	35,5 / 34,1 (-1,4)
17	15,2 / 15,6 (+0,4)	224 / 306 (+82)	93,3 / 91,1 (-2,2)	31,4 / 30,8 (-0,6)
18	14,1 / 15,8 (+1,7)	194 / 204 (+10)	86,7 / 88,2 (+1,5)	30,7 / 31,6 (+0,9)
19	14,5 / 16,2 (+1,7)	339 / 283 (-56)	97,2 / 96,1 (-1,1)	33,5 / 33,8 (+0,3)
20	12,9 / 14,1 (+1,2)	178 / 220 (+42)	95,5 / 92,1 (-3,4)	32,1 / 31,2 (-0,9)

5.5 Ferritin/Transferrin/Transferrinsättigung/Eisen vor und nach Therapie

Es wurden insgesamt zwischen 800 und 15200 ml Erythrozytenkonzentrate entfernt (2-38 x 400 – 500 ml). Die Ferritinwerte lagen vor Therapie zwischen 152 ng/l und 2563 ng/l und nach Therapie zwischen 21 ng/l und 669 ng/l. Bei den zwei Patienten mit der hohen Endferritinkonzentration konnten keine weiteren Erythrozytapheresen mehr durchgeführt werden, um die Ferritinwerte zu normalisieren (Patient Nr. 13 und 14). Beide Patienten fühlten sich wohl und hatten aufgrund einer weiten Anreise keine Zeit, weitere Therapien in Anspruch zu nehmen. Die Ferritindifferenz berechnet als die Differenz zwischen Ausgangswert und Endwert betrug mindestens 104 und höchstens 2522.

Transferrin ist bei 18 Patienten angestiegen (mind. +2 bis max. +125) und nur bei zwei Patienten (-11 und -4) abgefallen. Die Transferrinsättigung ist bei einem Patienten gleich geblieben (Patient Nr. 14), bei zwei Patienten (Patient Nr. 4 und Nr. 6) angestiegen (+10 und +5) und allen anderen Patienten unter der Therapie abgesunken (-3 bis maximal -60).

Eisen ist bei 4 Patienten angestiegen (Patienten Nr. 3, 4, 6, 18) (+7, +9, +38, +42) und bei allen restlichen Patienten abgesunken (mindestens um -13, maximal – 129) (Tabelle 7).

Tab. 7 Ferritin/Transferrin/Transferrinsättigung/Eisen vor und nach Therapie

Pat nr.	EA Anza hl	Entferntes Gesamt-Volumen Erythro- zytenkon- zentrat ml	Ferritin µg/l vor/nach Therapie +(Differenz)	Transferrin mg/dl vor/nach Th. +(Differenz)	Transferrinsät tigung % vor/nach Th.+(Differenz)	Eisen µg/dl vor/nach Th. + (Differenz)
1	2	1000	152 / 48 (-104)	236 / 262 (+26)	32 / 13 (-19)	107 / 46 (-61)
2	4	2000	174 / 39 (-135)	207 / 248 (+41)	43 / 27 (-16)	125 / 95 (-30)
3	2	800	214 / 73 (-141)	147 / 161 (+14)	84 / 81 (-3)	175 / 184 (+9)
4	7	3500	263 / 85 (-178)	209 / 222 (+13)	50 / 60 (+10)	147 / 189 (+42)
5	3	1500	324 / 112 (-212)	173 / 211 (+38)	88 / 44 (-44)	216 / 131 (-85)
6	2	800	329 / 172 (-157)	247 / 280 (+33)	40 / 45 (+5)	139 / 177 (+38)
7	4	2000	508 / 151 (-357)	195 / 320 (+125)	90 / 30 (-60)	248 / 137 (-111)
8	3	1200	537 / 264 (-273)	216 / 225 (+9)	80 / 49 (-31)	244 / 156 (-88)
9	4	1600	585 / 21 (-564)	217 / 314 (+97)	56 / 14 (-42)	171 / 61 (-110)
10	3	1500	664 / 165 (-499)	229 / 285 (+56)	46 / 16 (-30)	149 / 66 (-83)
11	9	4500	693 / 37 (-656)	197 / 264 (+67)	80 / 27 (-53)	223 / 99 (-124)
12	4	2000	946 / 191 (-755)	246 / 315 (+69)	66 / 33 (-33)	230 / 150 (-80)
13	11	5500	996 / 244 (-752)	200 / 202 (+2)	88 / 67 (-21)	248 / 191 (-57)
14	13	5200	1100 / 669 (-431)	196 / 185 (-11)	71 / 71 (0)	199 / 186 (-13)
15	4	2000	1286 / 39 (-1247)	234 / 324 (+90)	34 / 17 (-17)	113 / 79 (-34)
16	16	8000	1346 / 168 (-1178)	210 / 231 (+21)	91 / 45 (-46)	270 / 148 (-122)
17	8	4000	1363 / 139 (-1224)	194 / 242 (+48)	45 / 15 (-30)	124 / 49 (-75)
18	14	5600	1397 / 597 (-800)	170 / 216 (+46)	92 / 75 (-17)	220 / 227 (+7)
19	11	5500	2043 / 179 (-1864)	228 / 233 (+5)	69 / 29 (-40)	223 / 94 (-129)
20	38	15200	2563 / 41 (-2522)	160 / 156 (-4)	85 / 36 (-49)	192 / 143 (-49)

5.6 Einzelverläufe

Patient 1

Der Patient kam zur Therapie mit dem Wunsch die Erythrozytapheresebehandlung mit Erythropoetin zu erhalten. Er klagte über Magen-Darm-Beschwerden, Leistungsabfall und Gelenkschmerzen. Im Verlauf waren die Symptome rückläufig und die Laborwerte normalisierten sich zügig. Subjektiv fühlte sich der Patient sehr gut.

Abb. 7 Verlauf bei Patient Nr. 1

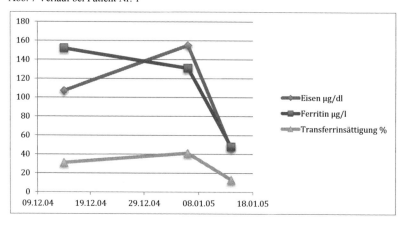

Patient 2

Der Patient kam zur Therapie mit dem Wunsch die Erythrozytapheresebehandlung mit Erythropoetin zu erhalten. Er klagte über Magen-Darm-Beschwerden, Leistungsabfall und Gelenkschmerzen. Im Verlauf waren die Symptome rückläufig und die Laborwerte normalisierten sich nach einer Plateauphase dann sprunghaft in den unteren Bereich. Subjektiv fühlte sich der Patient sehr gut.

Abb. 8 Verlauf bei Patient Nr. 2

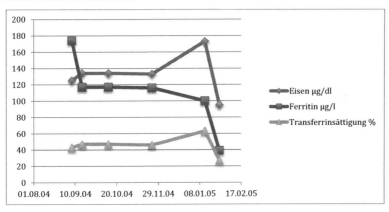

Patient 3

Der Patient kam zur Therapie mit dem Wunsch die Erythrozytapheresebehandlung mit Erythropoetin zu erhalten.

Beschwerden gab der Patient keine an, sein Ziel war es den Ferritinwert in den Normbereich abzusenken, um Symptomen vorzubeugen.

Im Verlauf normalisierten sich die Laborwerte zügig.

Subjektiv fühlte sich der Patient sehr gut.

Abb. 9 Verlauf bei Patient Nr. 3

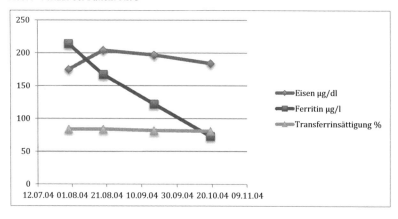

Patient 4

Der Patient kam zur Therapie mit dem Wunsch die Erythrozytapheresebehandlung mit Erythropoetin zu erhalten, da er die Aderlasstherapie nicht mehr ausreichend vertragen hat und sich bei ihm unter Aderlasstherapie eine Infektanfälligkeit entwickelte.

Er klagte über Magen-Darm-Beschwerden, Leistungsabfall, Müdigkeit, Gelenkschmerzen und Infektanfälligkeit.

Im Verlauf waren Leistungsabfall, Müdigkeit und Infektanfälligkeit rückläufig. Die Gelenkschmerzen waren unbeeinflussbar. Die Laborwerte schwankten unter Therapie stark, sanken zum Ende hin dann sprunghaft in den Normbereich ab.

Subjektiv fühlte sich der Patient sehr gut.

Abb. 10 Verlauf bei Patient Nr. 4

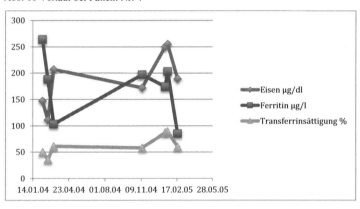

51

Patient 5

Der Patient kam zur Therapie der Erythrozytapheresebehandlung mit Erythropoetin.
Er klagte über Leistungsabfall und Gelenkschmerzen.

Im Verlauf steigerte sich die Leistungsfähigkeit und das Allgemeinbefinden, die
Gelenkschmerzen veränderten sich nicht. Die Laborwerte normalisierten sich zügig.
Subjektiv fühlte sich der Patient sehr gut.

Abb. 11 Verlauf bei Patient Nr. 5

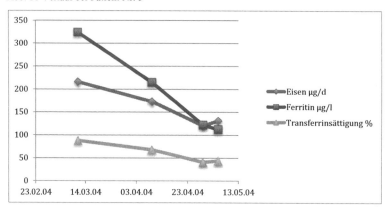

Patient 6

Der Patient kam zur Therapie der Erythrozytapheresebehandlung mit Erythropoetin.
Er klagte über Leistungsabfall, Müdigkeit, Muskelschmerzen und Gelenkschmerzen.
Auffällig war, dass der Patient sich schlagartig nach der ersten Therapiesitzung besser fühlte,
insbesondere was die Muskelschmerzen betraf. Im Verlauf steigerte sich die Leistungsfähigkeit
und das Allgemeinbefinden, die Gelenkschmerzen veränderten sich nicht. Die Laborwerte
normalisierten sich zügig.
Subjektiv fühlte sich der Patient sehr gut.

Abb. 12 Verlauf bei Patient Nr. 6

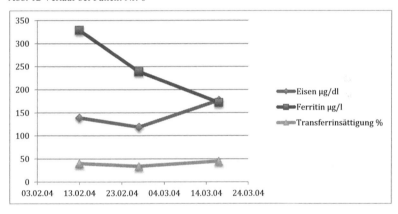

Patient 7

Der Patient kam zur Therapie der Erythrozytapheresebehandlung mit Erythropoetin.
Er klagte über Leistungsabfall, Müdigkeit und Gelenkschmerzen.
Im Verlauf steigerte sich die Leistungsfähigkeit und das Allgemeinbefinden, die Müdigkeit
besserte sich. Die Gelenkschmerzen veränderten sich nicht. Die Laborwerte normalisierten sich
zügig.
Subjektiv fühlte sich der Patient sehr gut.

Abb. 13 Verlauf bei Patient Nr. 7

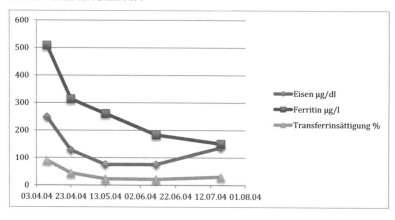

Patient 8

Der Patient kam zur Therapie der Erythrozytapheresebehandlung mit Erythropoetin.
Er klagte über Leistungsabfall, Müdigkeit und leichte Gelenkschmerzen.
Im Verlauf waren die Symptome rückläufig. Die Laborwerte normalisierten sich zügig.
Subjektiv fühlte sich der Patient sehr gut.

Abb. 14 Verlauf bei Patient Nr. 8

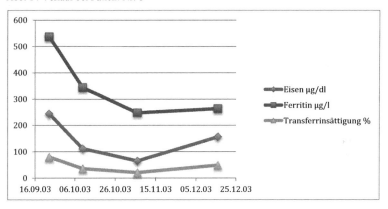

Patient 9

Der Patient kam zur Therapie der Erythrozytapheresebehandlung mit Erythropoetin.

Er klagte über Leistungsabfall, Müdigkeit, Muskelsteifigkeit, leichte Gelenkschmerzen, Hautpigmentierung und Infektanfälligkeit.

Im Verlauf zeigt sich eine erhebliche und schnelle Verbesserung aller Symptome. Die Symptome waren unter Therapie alle rückläufig. Die Laborwerte normalisierten sich zügig.

Unter der Therapie berichtet der Patient von Juckreiz am Körper, wobei nicht klar ist, ob dies eine Reaktion auf Erythropoetin ist.

Subjektiv fühlte sich der Patient auffallend gut.

Abb. 15 Verlauf bei Patient Nr. 9

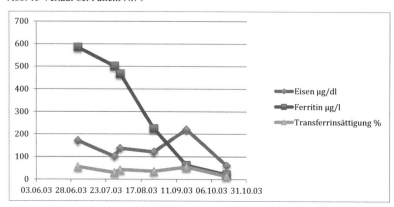

Patient 10

Der Patient kam zur Therapie der Erythrozytapheresebehandlung mit Erythropoetin.
Er klagte über Müdigkeit und Leistungsabfall.
Im Verlauf waren die Symptome rückläufig und die Laborwerte normalisierten sich zügig.
Subjektiv fühlte sich der Patient sehr gut.

Abb. 16 Verlauf bei Patient Nr. 10

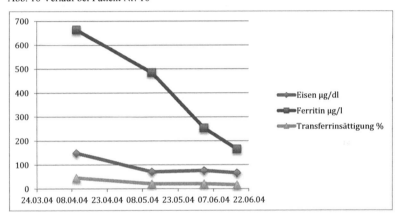

Patient 11

Der Patient kam zur Therapie der Erythrozytapheresebehandlung mit Erythropoetin.
Er klagte über Müdigkeit, Leistungsabfall und Gelenkschmerzen.
Im Verlauf waren Müdigkeit und Leistungsabfall rückläufig, die Gelenkschmerzen blieben
unbeeinflussbar. Die Laborwerte normalisierten sich stetig.
Subjektiv fühlte sich der Patient sehr gut.

Abb. 17 Verlauf bei Patient Nr. 11

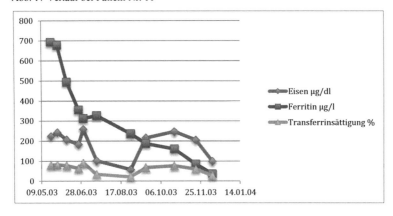

Patient 12

Der Patient kam zur Therapie der Erythrozytapheresebehandlung mit Erythropoetin.
Er klagte über Müdigkeit, Leistungsabfall, Gelenkschmerzen, Hypertonie und Infektanfälligkeit.
Im Verlauf waren alle Symptome bis auf die Hypertonie rückläufig. Die Laborwerte normalisierten sich zügig.
Subjektiv fühlte sich der Patient sehr gut.

Abb. 18 Verlauf bei Patient Nr. 12

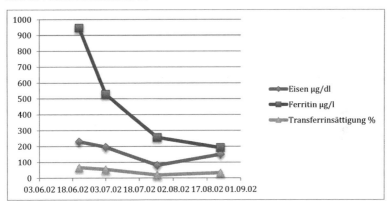

Patient 13

Der Patient kam zur Therapie mit dem Wunsch die Erythrozytapheresebehandlung mit Erythropoetin zu erhalten, die Aderlassbehandlung belastete den Patienten psychisch sehr. Er klagte über Müdigkeit, Leistungsabfall, verstärkte Hautpigmentierung, leichte Gelenkschmerzen und Infektanfälligkeit. Im Verlauf waren die Symptome Müdigkeit, Leistungsabfall und Infektanfälligkeit rückläufig. Die Gelenkschmerzen und die Hautpigmentierung blieben bestehen. Die Laborwerte normalisierten sich stetig. Unter der Therapie trat ein entzündliches Geschehen an der Pleura auf, welches die kurzfristige Erhöhung des Ferritins µg/l am 25.10.07 auf 723 µg/l erklärt. Subjektiv fühlte sich der Patient sehr gut, vor allem, erfuhr er eine Entlastung dadurch, dass er eine Alternative zum Aderlass gefunden hatte.

Abb. 19 Verlauf bei Patient Nr. 13

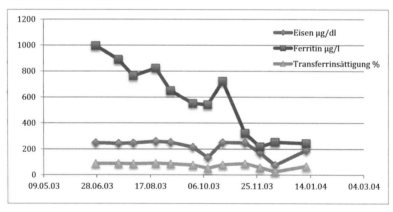

Patient 14

Der Patient kam zur Therapie der Erythrozytapheresebehandlung mit Erythropoetin.
Er klagte über Müdigkeit, Leistungsabfall, starke Gelenkschmerzen und Infektanfälligkeit.
Im Verlauf waren alle Symptome bis auf die Gelenkschmerzen rückläufig. Die Laborwerte
unterlagen im Verlauf der Therapie Schwankungen. Die Entleerung des Eisenspeichers auf unter
250 µg/l konnte nicht bis zum Ende vollzogen werden, da der Patient aufgrund einer weiten
Anreise keine weiteren Termine mehr wahrnehmen konnte.
Subjektiv fühlte sich der Patient sehr gut.

Abb. 20 Verlauf bei Patient Nr. 14

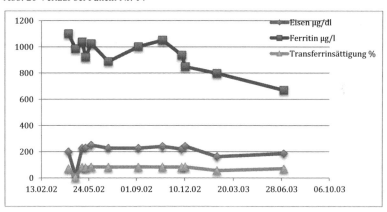

Patient 15

Der Patient kam zur Therapie der Erythrozytapheresebehandlung mit Erythropoetin.
Er klagte über Müdigkeit, Gelenkschmerzen und Infektanfälligkeit.
Im Verlauf waren alle Symptome rückläufig. Die Laborwerte normalisierten sich zügig.
Subjektiv fühlte sich der Patient sehr gut.

Abb. 21 Verlauf bei Patient Nr. 15

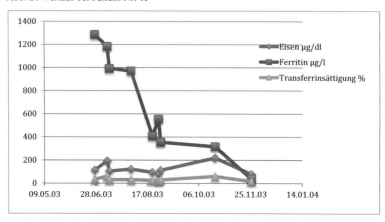

Patient 16

Der Patient kam zur Therapie der Erythrozytapheresebehandlung mit Erythropoetin.
Er klagte über Müdigkeit, Leistungsabfall, Gelenkschmerzen.
Im Verlauf waren Müdigkeit und Leistungsabfall rückläufig. Die Gelenkschmerzen blieben
unverändert. Die Laborwerte normalisierten sich stetig.
Subjektiv fühlte sich der Patient sehr gut.

Abb. 22 Verlauf bei Patient Nr. 16

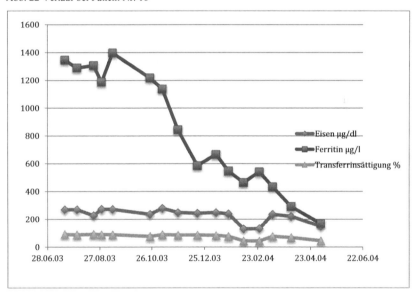

Patient 17

Der Patient kam zur Therapie der Erythrozytapheresebehandlung mit Erythropoetin.
Er klagte über Müdigkeit, Leistungsabfall, Gelenkschmerzen, Magen-Darm-Beschwerden. Im
Verlauf waren die Symptome Müdigkeit, Leistungsabfall und Magen-Darm-Beschwerden
rückläufig. Die Gelenkschmerzen blieben unverändert. Die Laborwerte normalisierten sich
zügig.
Subjektiv fühlte sich der Patient sehr gut.

Abb. 23 Verlauf bei Patient Nr. 17

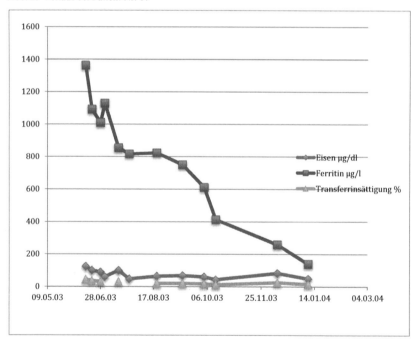

Patient 18

Der Patient kam zur Therapie der Erythrozytapheresebehandlung mit Erythropoetin.

Er klagte über Müdigkeit und Leistungsabfall.

Im Verlauf waren alle Symptome rückläufig. Die Laborwerte normalisierten sich schleppend.

Aufgrund der weiten Anreise konnte der Patient die Therapie bis zum gewünschten Ziel Ferritin

von 250 µg/l nicht mehr fortführen.

Subjektiv fühlte sich der Patient sehr gut.

Abb. 24 Verlauf bei Patient Nr. 18

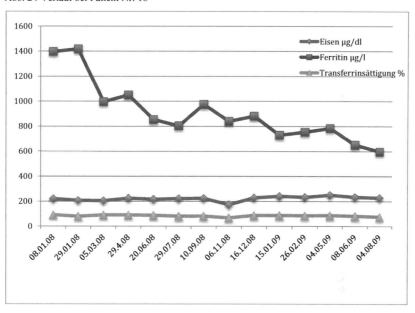

Patient 19

Der Patient kam zur Therapie der Erythrozytapheresebehandlung mit Erythropoetin.
Er klagte über Müdigkeit und Leistungsabfall.
Im Verlauf waren alle Symptome rückläufig. Die Laborwerte normalisierten sich zügig.
Subjektiv fühlte sich der Patient sehr gut.

Abb. 25 Verlauf bei Patient Nr. 19

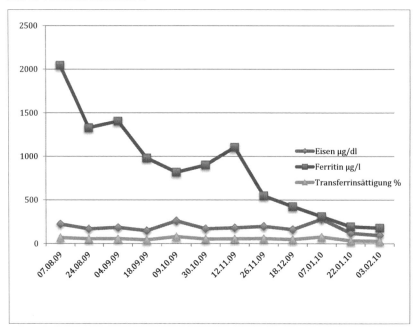

Patient 20

Der Patient kam zur Therapie der Erythrozytapheresebehandlung mit Erythropoetin. Die vorangegangene Aderlasstherapie konnte aufgrund des starken Hämoglobinabfalls des Patienten nicht mehr fortgeführt werden.

Er klagte über Müdigkeit und Leistungsabfall, Gelenkschmerzen, Infektanfälligkeit.

Im Verlauf waren alle Symptome außer den Gelenkschmerzen rückläufig. Die Laborwerte normalisierten sich schleppend. Es war eine stärkere Erythropoetingabe notwendig als bei allen anderen Patienten, um die Hämoglobinkonzentration stabil zu halten.

Subjektiv fühlte sich der Patient sehr gut und merkte deutliche die Verbesserung unter der Therapie.

Abb. 26 Verlauf bei Patient Nr. 20

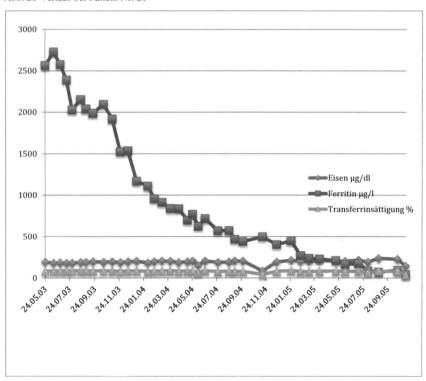

5.7 Ferritinkonzentration vor und nach der Behandlung mit Erythrozytapherese ohne und mit Erythropoetin

Von einer Vorstudie lagen zum Vergleich die Daten von 20 Patienten mit Hämochromatose vor, die mit Erythrozytapherese ohne Erythropoetin behandelt wurden. Die Daten wurden komplett anonymisiert zur Verfügung gestellt.

Tabelle 28:

Ferritinkonzentration vor und nach Behandlung mit Erythrozytapherese und Erythropoetin

Pat.	Geschlecht	Alter	Beginn	Ferritin	Ende	Ferritin	EA	Menge*
1	m	44	15.12.08	152	15.01.09	48	2	500
2	m	59	08.09.08	174	14.01.09	39	4	500
3	w	46	31.07.08	214	20.10.08	73	2	400
4	m	44	11.02.08	263	20.02.09	85	7	500
5	m	54	12.03.08	324	06.05.08	112	3	500
6	m	68	14.02.08	329	18.03.08	172	2	400
7	w	50	10.04.08	508	19.07.08	151	4	500
8	m	49	24.09.07	537	17.12.07	264	3	400
9	m	63	04.07.07	585	18.10.07	21	4	400
10	m	41	11.04.08	664	18.06.08	165	3	500
11	m	36	22.05.07	693	11.12.07	37	9	500
12	m	70	22.06.06	946	24.08.06	191	4	500
13	m	41	28.06.07	996	11.01.08	244	11	500
14	m	65	12.04.06	1100	04.07.07	669	13	400
15	m	37	12.07.07	1286	27.11.07	39	4	500
16	m	71	19.07.07	1346	16.05.08	168	16	500
17	m	55	15.06.07	1363	19.01.08	139	8	500
18	m	48	08.01.08	1397	04.08.09	597	14	400
19	m	45	07.08.09	2043	03.02.10	179	11	500
20	m	40	25.05.07	2563	20.10.09	41	38	400

EA = Erythrozytapherese, * entnommenes Erythrozytenkonzentrat

Tabelle 29:

Ferritinkonzentration vor und nach Behandlung mit Erythrozytapherese ohne Erythropoetin

Pat.	Alter	Beginn	Ferritin	Ende	Ferritin	EA	Menge*
1a	69	12.12.03	307	04.03.04	25	7	300
2a	38	17.02.04	404	09.06.04	24	7	300
3a	63	25.01.01	409	19.04.01	16	6	200
4a	42	08.03.01	462	25.07.01	17	13	300
5a	58	27.09.01	473	04.07.02	12	14	200
6a	44	12.02.02	486	21.06.02	13	17	300
7a	37	08.02.02	521	11.04.03	27	11	300
8a	56	30.12.97	653	23.03.99	25	16	200
9a	66	04.06.02	692	11.12.03	34	33	200
10a	66	02.05.02	750	17.09.02	14	14	300
11a	46	01.08.03	760	24.06.04	23	24	200
12a	51	15.07.99	862	21.03.00	15	23	200
13a	43	04.02.03	898	22.07.03	13	16	300
14a	52	13.09.00	910	19.06.01	13	32	300
15a	69	03.08.99	1001	21.01.00	23	27	200
16a	57	03.08.99	1001	13.01.00	17	18	300
17a	65	08.04.03	1506	29.01.04	26	23	300
18a	78	24.10.01	2220	15.08.02	27	32	300
19a	60	02.10.01	2451	01.10.02	36	31	300
20a	49	18.02.00	2595	25.01.01	27	43	300

EA = Erythrozytapherese, *entnommenes Erythrozytenkonzentrat

5.8 Ferritindifferenz bei Patienten mit und ohne Erythropoetin

Um die Frage zu beantworten, ob die Erythropoetingabe zur stärkeren Eisenmobilisation bzw. Ferritinreduktion als die Erythrozytapherese allein führte, wurde die Ferritindifferenz im Bezug auf das entnommene Blutvolumen mit und ohne Erythropoetin-Gabe verglichen (Abb. 27, Tabelle 30 und 31)

Abb. 27 Mittlere Ferritindifferenz pro ml in den Gruppen mit und ohne Erythropoetin

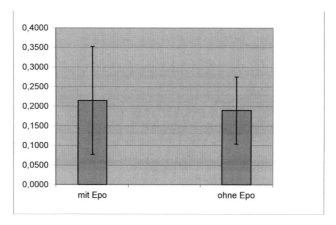

Abbildung 27: In der Gruppe mit Erythropoetin konnte eine höhere mittlere Ferritin-Differenz nachgewiesen werden. Die Fehlerbalken geben die Standardabweichung an. Der Unterschied ist nicht statistisch signifikant (Mann-Whitney-Wilcoxon).

Tabelle 30: Ferritindifferenz bei Patienten mit Erythropoetin -Behandlung

Pat.	EA Anzahl	EK in ml gesamt	Ferritindifferenz in µg/l	Ferritindifferenz pro ml
1	2	1000	104	0,1040
2	4	2000	135	0,0675
3	2	800	141	0,1763
4	7	3500	178	0,0509
5	3	1500	212	0,1413
6	2	800	157	0,1963
7	4	2000	357	0,1785
8	3	1200	273	0,2275
9	4	1600	564	0,3525
10	3	1500	499	0,3327
11	9	4500	656	0,1458
12	4	2000	755	0,3775
13	11	5500	752	0,1367
14	13	5200	431	0,0829
15	4	2000	1247	0,6235
16	16	8000	1178	0,1473
17	8	4000	1224	0,3060
18	14	5600	800	0,1429
19	11	5500	1864	0,3389
20	38	15200	2522	0,1659

EA = Erythrozytapherese, EK = Erythrozytenkonzentrat

Tabelle 31: Ferritindifferenz bei Patienten ohne Erythropoetin -Behandlung

Pat.	EA Anzahl	EK in ml gesamt	Ferritindifferenz in µg/l	Ferritindifferenz pro ml
1a	22	6600	3123	0,4732
2a	43	12900	2568	0,1991
3a	31	9300	2415	0,2597
4a	32	9600	2193	0,2284
5a	23	6900	1480	0,2145
6a	18	5400	984	0,1822
7a	27	5400	978	0,1811
8a	32	9600	897	0,0934
9a	16	4800	885	0,1844
10a	23	4600	811	0,1763
11a	24	4800	737	0,1535
12a	14	4200	736	0,1752
13a	33	6600	658	0,0997
14a	16	3200	628	0,1963
15a	11	3300	494	0,1497
16a	17	5100	473	0,0927
17a	14	2800	461	0,1646
18a	13	3900	445	0,1141
19a	6	1200	393	0,3275
20a	7	2100	380	0,1810
21a	7	2100	282	0,1343

EA = Erythrozytapherese, EK = Erythrozytenkonzentrat

5.9 Statistik

Die statistischen Auswertungen wurden mit Prism 6.0 (GraphPad, La Jolla, CA, USA) durchgeführt. Zunächst wurden die verschiedenen Gruppen mit Hilfe des D´Agostino & Pearson omnibus Tests auf Normalverteilung geprüft. In Abhängigkeit der Normalverteilung wurde entweder der gepaarte T-Test oder der Wilcoxon signed Rank Test angewendet. Auf Korrelation wurde, wenn nichts anderes angegeben, nach Pearson getestet.

Tabelle 32: Hämatologische Parameter vor und nach der kombinierten Therapie mit Erythropoetin und Erythrozytapherese

	Vor der Therapie	Nach der Therapie	P – Werte
HB (g/dL)	144.4 ± 8.62	147.3 ± 12.45	p = 0.2544
PLT (x10⁹/µL)	230.5 ± 53.65	232.7 ± 62.97	p = 0.8041
MCV (fL)	946.3 ±52.34	895.3 ± 192.10	p = 0.2655
MCH (pg)	326.9 ± 17.59	325.0 ± 17.50	p = 0.4171
Ferritin (µg/L]	874.2 ± 649.8	171.7 ± 173.7	p < 0.0001*
Transferrin (mg/dL)	205.6 ± 27.80	244.8 ± 50.63	p = 0.0001
Trans. Sätt. (%)	66.50 ± 21.19	39.70 ± 21.64	p < 0.0001*
Eisen (µg/dL)	188.2 ± 51.06	130.40 ± 53.82	p = 0.0001

 * Wilcoxon signed rank Test

Nachfolgend die Scatter DotPlot Darstellungen der Blutparameter vor und nach der Therapie zum Überblick:

Abbildung 28: Blutbildparameter vor und nach der Therapie

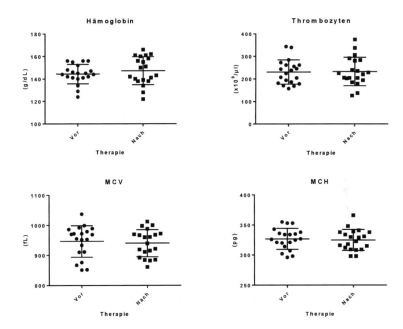

Nachfolgend die Scatter DotPlot Darstellungen der Eisenparameter vor und nach der Therapie zum Überblick:

Abbildung 29: Eisenparameter vor und nach der Therapie

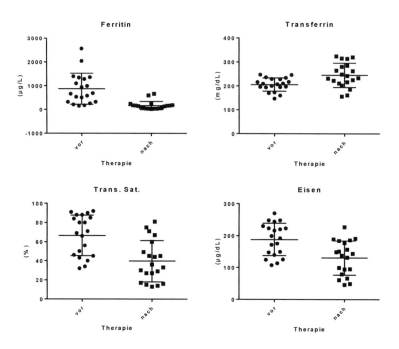

Eine signifikante Korrelation konnte zwischen dem Volumen entnommenen Blutes und der Ferritinkonzentration vor der Therapie festgestellt werden (Pearson R = 0.8283, R^2 = 0.6861, p < 0.0001). Dies deutet darauf hin, dass Ferritin ein prädiktiver Marker für die Ferrinabsättigung darstellt. Es konnte weiterhin eine starke Korrelation zwischen der Menge entnommenen Blutes und der Ferritin-Differenz beobachtet werden (Pearson R = -0.8110, R^2 = 0.6577, p < 0.0001). Eine schwache Korrelation konnte bei Transferrin nur nach der Therapie festgestellt werden (Pearson R = -0.5216, R^2 = 0.2720, p = 0.0183). Die Transferrinsättigung und Eisen zeigten hingegen keine Korrelation mit der Menge entnommenen Blutes.

Abbildung 30: Korrelation der Ferritindifferenz mit der Menge entnommenen Blutes

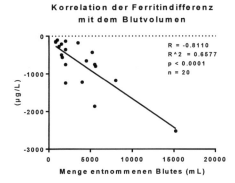

Als nächstes wurde der Einsatz von EPO während der EA mit einem Kollektiv verglichen, bei denen keine EPO-Gabe während der EA erfolgte.

Abbildung 31: Vergleich der durchschnittlichen Ferritindifferenz mit und ohne EPO

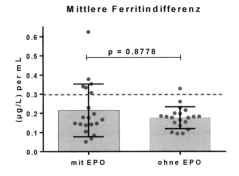

Obwohl kein statistisch signifikanter Unterschied festgestellt werden konnte (Mann Whitney U-Test, $p = 0.8778$), scheint die mittlere Ferritindifferenz bei dem Kollektiv mit EPO leicht erhöht zu sein. Setzt man ein Schwellenwert bei 0.3 µg/mL pro mL, so liegen 6 Patienten mit EPO, jedoch nur ein einziger Patient ohne EPO über diesem Schwellenwert. Ob das von klinischer Relevanz sein könnte ist bislang unbekannt.

Als nächstes wurden die Korrelationsgeraden „mit EPO" versus „ohne EPO" verglichen. Damit zeigte sich, dass nur die Ferritindifferenzen, nicht jedoch die Ferritindifferenz pro mL mit der Menge entnommenen Blutes korreliert (mit EPO: Spearman R = 0.7352, p = 0.0002 und ohne EPO: R = 0.8855, p < 0.0001). Es wurde dann ein Overlay beider Diagramme erstellt.

Abbildung 32: Vergleich der Korrelationen der Ferritindifferenz und der Menge entnommenen Blutes mit EPO und ohne EPO

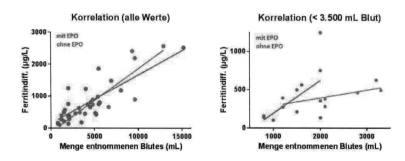

Links: Betrachtet man die Steigung der Kurve, so scheint die Ferritindifferenz ohne EPO effektiver zu sein als mit EPO (größere Steigung). Rechts: Bei genauerer Betrachtung scheint jedoch die Zugabe mit EPO vor allem bei niedrigeren Mengen entnommenen Blutes einen Unterschied zu machen bzw. scheint möglicher weise eher bei den ersten therapeutischen Phlebotomien indiziert zu sein. Die Korrelationen sind jedoch auf Grund der geringen Fallzahlen und der relative großen Streuung nicht mehr signifikant (mit EPO: Pearson R = 0.5947, R^2 = 0.0536, p = 0.0536, n = 11 und ohne EPO: Pearson R = 0.6968, R^2 = 0.4855, p = 0.1240, n = 6).

Abbildung 33: Vergleich der Korrelationen der Ferritindifferenz pro mL Blut und der Menge entnommenen Blutes mit EPO und ohne EPO

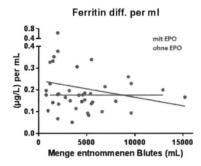

Betrachtet man die Steigungen, so hat der Ansatz mit EPO eine stärkere negative Steigung. Die Steigung ohne EPO ist nahezu gleich Null (Volumenunabhängig). Darin spiegelt sich im Prinzip der oben beschriebene Befund wieder, dass durch EPO die Ferritindifferenz vor allem bei den ersten therapeutischen EA einen Unterschied macht. Gesamtheitlich muss aber gesehen werden, dass es keinen signifikanten Unterschied „mit EPO" versus „ohne EPO" gibt, bzw. die EPO Gabe im Kosten-Nutzen-Kalkül individuell und patientenbezogen abgewogen werden muß.

6 Diskussion

6.1 Hämochromatose und Therapie

Eisen ist ein essentielles Element für Wachstum und Funktion der Zellen aller Lebewesen. Der Eisengehalt bei Menschen wird genau reguliert und konstant gehalten. Ein Eisenmangel führt zur Anämie und Einschränkung der Leistungsfähigkeit, sowie zur Wachstumsstörung bei Kindern. Auch ein vermehrtes Eisenangebot führt zur erheblichen Störungen der Zellfunktion in allen Organen. Betont werden muß, dass Eisen eine zentrale Rolle bei Immunreaktionen spielt. Es ist auch notwendig für das Wachstum von Tumorzellen und Mikroorganismen. So kann dessen Entzug eine Hemmung auf bestimmte Infektionen und Tumorwachstum bewirken (128, 31, 77, 90, 101).

Das klassische Bild einer Eisenüberladung wird bei Patienten mit Hämochromatose oder erworbener Hämosiderose gesehen. Die Hämosiderose wird meistens durch Bluttransfusionen bei Patienten mit chronischer Anämie verursacht. Die hereditäre Hämochromatose ist eine autosomal rezessiv vererbbare Erkrankung, die durch vermehrte Eisenaufnahme und Speicherung gekennzeichnet ist.

Bleibt die Hämochromatose unbehandelt, so lagert sich über Jahre zunehmend Eisen im Gewebe des Patienten ein. Die betroffenen Patienten entwickeln verschiedene Symptome wie Erschöpfung, Müdigkeit und Leistungsabfall, die im Laufe der Zeit durch die Manifestation von Dauerorganschäden weiter verstärkt werden. Während der Einsatz von Eisenchelatoren bei der Hämosiderose von großer Bedeutung ist, ist diese Therapie bei der hereditären Hämochromatose primär nicht angezeigt. Hier besteht die Standardtherapie in regelmäßigen „Vollblutentnahmen" (Aderlasstherapie). Allerdings dauert die Behandlung bei einer Blutentnahme von 450 - 500 ml Vollblut pro Woche oder alle 2 Wochen bei hoher Ferritinkonzentration (> 1000) mindestens 1-3 Jahre und muß danach 3-4 mal im Jahr durchgeführt werden. Unter dieser Behandlung treten häufig Nebenwirkungen wie Müdigkeit, Abfall der Leistungsfähigkeit, Kreislaufdysregulationen, Kopfschmerzen und/oder Anämie auf. Die Behandlung ist insgesamt zeitaufwendig und für den Patienten sehr belastend. Vor allem die Entwicklung einer Anämie kann ein limitierender Faktor der Therapie sein und das Fortführen der Therapie erschweren oder sogar ganz einschränken.

Das Phänomen der Entwicklung der Anämie auch bei Patienten mit Hämochromatose wird durch eine Einschränkung der Erythropoese erklärt. Initial steigt die Erythropoese durch den Blutverlust an. Im Verlauf nimmt sie jedoch deutlich ab. Dies ist durch das Entstehen eines relativen Eisenmangels im Serum zu erklären. Bei einer konsequenten Aderlasstherapie wird das

Eisen zunächst stark aus den Speichern freigesetzt. Später nimmt diese Freisetzung deutlich ab und die initial gesteigerte Erythropoese bildet sich zurück. In einer exemplarischen Fallbeschreibung konnten durch Aderlass mehr als 20 g Eisen im Rahmen dieser Therapie entfernt werden. Die ersten 15 g wurden relativ leicht mit einer Rate von 130 mg/d entfernt. Die restliche Menge wurde wesentlich langsamer mit einer Rate von ca. 20 mg/d mobilisiert. Dementsprechend ist die Retikulozytenzahl von 10 % auf 2 % zurückgegangen. Der betroffene Patient entwickelte eine Anämie und die Therapie wurde zwischendurch unterbrochen (29). Als die Eisenspeicher leer wurden, wurde der Patient anämisch und klagte über Lethargie, Anorexie, Übelkeit und Abgeschlagenheit. Diese Symptome bildeten sich langsam nach Normalisierung der Eisenkonzentration im Serum zurück (29).

Zusammenfassend wird diese Therapie nur von ca. einem Drittel der Patienten toleriert (53).

Ein weiteres effektives Therapieverfahren zur Entleerung der Eisenspeicher ist die Erythrozytapherese. Diese Therapie wird offensichtlich von den Patienten besser toleriert und führt schneller zum Erfolg als die Aderlasstherapie (5, 42, 14, 8, 11, 4). Insgesamt ist die Erythrozytapherese mit weniger Nebenwirkungen verbunden als die normale Vollblutspende. Die möglichen Erklärungen hierfür sind die längere Sammelzeit, die Volumenkompensation durch die Gabe von Kochsalzlösung und die intravaskuläre Volumenredestribution (100, 127). Eine Intensivierung dieser Therapie durch eine isovolämische Entnahme von 1000 ml Erythrozyten alle 4 Wochen war möglich. Dennoch wird die Erythrozytapherese selten bei betroffenen Patienten durchgeführt. Die Erklärungen hierfür sind die Limitation verfügbarer Separatoren und Fachpersonals, aber auch die hohen Kosten der Erythrozytapherese. Letztere liegen in Europa bei ca. 600 Euro pro Erythrozytapherese. Die alleinige Betrachtung dieser Summe führte zu der Schlussfolgerung, dass diese Therapie teurer als die klassische und einfache Aderlasstherapie ist. Werden dagegen alle Kosten einschließlich Material, Personal, Therapiezeit berücksichtigt, bleiben die Kosten vergleichbar und möglicherweise eher günstiger bei der Anwendung der Erythrozytapherese. Eine solche Kalkulation wurde vor kurzem von einer Arbeitsgruppe in Holland vorgenommen. Diese zeigten in einer randomisierten Studie, dass durch die Erythrozytapheresetherapie sogar Kosten gespart werden (108). Dennoch wird diese Therapie nur selten in Anspruch genommen. Aus medizinischer Sicht kommen für die Therapie nur Patienten mit hoher Hämoglobinkonzentration in Frage. Auch diese Patienten entwickeln häufig eine Anämie, die trotz gesteigerter Erythropoese nicht kompensiert werden kann. Es konnte gezeigt werden, dass die Regeneration der Erythrozyten nicht nur von der Eisenkonzentration sondern auch von der natürlichen Erythropoetinkonzentration abhängig ist. Die reaktive Steigerung der Erythropoetinkonzentration durch „aggressive" autologe

Blutspenden ist relativ gering und reicht nicht für eine adäquate Steigerung der Erythropoese (17). Diese Tatsache führte zur Anwendung von Erythropoetin im Rahmen der autologen Blutspende (17,121). Je nach Verfügbarkeit von Eisen kann die Erythropoese durch Erythropoetingaben unterschiedlich stark gesteigert werden. Der stärkste Effekt wurde bei Patienten mit Hämochromatose festgestellt (17). Bei normalen Individuen ließ sich die Erythropoese trotz oraler Eisensubstitution nicht so stark wie bei dem Patienten mit Hämochromatose steigern (17). Daher kommt zur Vermeidung einer Anämie im Rahmen einer Aderlasstherapie oder Erythrozytapherese eine Begleittherapie mit Erythropoetin in Frage.

Rekombinante Erythropoetinpräparate werden seit Jahren mit Erfolg zur Behandlung und zur Vermeidung der Entstehung einer Anämie selbst bei Frühgeborenen verwendet (120, 62, 19). Die Behandlung mit Erythropoetin ist auch langfristig, wie bei Dialysepatienten, risikoarm und inzwischen durch die Verfügbarkeit über „Biosimilar" relativ kostengünstig geworden (56). Ferner steigert Eisen, das bei Hämochromatose im Überschuß vorliegt, die Wirksamkeit von Erythropoetin. Somit stellt aus unserer Sicht die Erythrozytapherese in Kombination mit Erythropoetin eine sinnvolle Alternativtherapie für Patienten mit Hämochromatose dar.

6.2 Studienlage

In unserer Praxis wurde diese Therapiekombination spontan und ohne Kenntnis der Datenlage in der Literatur bei einem symptomatischen Patienten mit Hämochromatose eingesetzt. Es handelt sich um einen durch die Medien bekannten Mann, bei dem die Aderlasstherapie zu keinem angemessenen Erfolg geführt hatte. Der Patient stellte sich mit starkem Leistungsabfall, Müdigkeit und dunkler Hautpigmentierung vor. Nach Diagnose der Hämochromatose begann eine Aderlasstherapie, die den Patienten in seiner Leistungsfähigkeit eher weiter einschränkte und die Ferritinkonzentration nur mäßig sinken ließ. Durch den Wunsch des Patienten nach einer effektiveren Therapie und schnellen Besserung seines Zustandes, entstand die Idee die Erythrozytapherese in Kombination mit Erythropoetin anzuwenden. Der Therapieerfolg bei diesem Patienten war überraschend und überzeugend. Die Ergebnisse wurden in Anwesenheit von betroffenen Patienten (Selbsthilfegruppe Hämochromatosevereinigung Deutschland e.V.) vorgetragen. Diese Patienten wählten die Therapieoption aus verschiedenen Aspekten aus und lehnten die klassische Aderlasstherapie ab.

Die Frage, warum diese Therapie bisher nicht etabliert ist, ist möglicherweise durch vermutliche Kostensteigerung, fehlende Studien, Mangel an Separatoren und fachspezifische Schulung des ausführenden Personals erklärbar. In der Tat ergab eine intensive Suche nach Publikationen diesbezüglich nur zwei kleine Studien und drei Fallbeschreibungen.

In der ersten Arbeit (66) haben die Autoren insgesamt 10 „asymptomatische" Patienten mit Ferritinwerten >400 µg/l, Transferrinsättigung > 50 % und GPT Erhöhung behandelt. Bei der ersten Erythrozytapherese bekamen diese Patienten Erythropoetin (4000 I.E., 3x/Woche, ca. 150 i.E./kg/Woche). Es wurden pro Erythrozytapherese je nach Patient unter isovolämischer Substitution mit physiologischem Kochsalz 500 ml -1000 ml infundiert. Die durchschnittliche Behandlungsdauer, um die Ferritinkonzentration zu normalisieren, betrug 3,25 Monate. Dabei wurden durchschnittlich 475 ml Erythrozytenkonzentrat pro Erythrozytapherese entfernt bei durchschnittlich 3,1 Erythrozytapheresen pro Monat.

Die Erythrozytapherese wurde in dieser Studie sehr gut vertragen. Es wurde lediglich von Müdigkeit nach der Therapie berichtet.

Es konnte gezeigt werden dass durch die Erythrozytapherese mit Erythropoetin dreimal soviel Volumen entfernt werden konnte als bei der Aderlasstherapie. Insgesamt waren die Behandlungen gut verträglich und die Ergebnisse waren im Vergleich zur Aderlasstherapie besser und effektiver (66).

In der zweiten Arbeit (60) wurde ein anämischer Patient mit Hämochromatose beschrieben. Es handelt sich um einen 61 jährigen Patienten mit einer milden Anämie (Hb 13,2 g/dl), stark erhöhtem Ferritin (4780 µg/l, Norm bis 323 µg/l). Der Patient erhielt 28 isovolämische Erythrozytapheresen über den Zeitraum von einem Jahr. Pro Erythrozytapherese wurden 450 ml Erythrozytenkonzentrat entfernt. Nach einem Jahr betrug die Ferritinkonzentration immer noch 2475 µg/l. Die Anämie nahm zu (Hb 10,5 g/dl) und der Patient klagte zunehmend über Müdigkeit und Schwäche. Nach Ausschluss von Folsäure- und Vit-B-12-Mangel wurde eine Therapie mit Darbepoetin alfa subkutan von 300 µg alle 2 Wochen begonnen. Die Erythrozytapherese wurde alle 2 Wochen fortgesetzt. Unter dieser Therapie sank die Ferritinkonzentration innerhalb von 5 Monaten auf 231 µg/l und der Hb stieg auf 17,4 g/dl.

Schlussfolgerung der Arbeit war, dass die Kombination aus Aderlässen oder Erythrozytapherese mit Darbepoetin zu einer Anämiekorrektur durch verbesserte Eisenutilisation und Depletion der Eisenspeicher führt. Aus Sicht dieser Autoren kann die Behandlung bei verminderter

Anämietoleranz oder bei Notwendigkeit einer aggressiven Eisendepletion (z.B. bei Komorbidität) geeignet und effektiv sein (60).

In einer dritten Arbeit (81) wurden 6 Patienten mit Hämochromatose mit der Kombinationstherapie Erythrozytapherese und Erythropoetin behandelt. Die mittlere Ferritinkonzentration lag bei 833 +/- 321 µg/l. Die Patienten erhielten 40000 i.E. Erythropoetin subkutan/Woche, 10 mg Folsäure/Tag oral, und Erythrozytapherese bei Hämatokrit über 38%. Die Menge der gesammelten Erythrozyten betrug 20 % der zirkulierenden Erythrozyten. Die Zielferritinkonzentration lag bei 50 µg/l für primäre Hämochromatose und bei 100 µg/l für sekundäre Hämochromatose. Dieses Ziel wurde in einer durchschnittlichen Zeit von 11 Wochen erreicht, wobei die Erythrozytapheresen in einem Abstand von ca. 2 Wochen durchgeführt wurden. Es wurden keine Nebenwirkungen und keine Anämieentwicklung beobachtet. Die durchschnittliche Hämoglobinkonzentration am Ende der Behandlung betrug 12,7 +/- 0,8 g/dl. Schlussfolgerung der Arbeit war, dass die Kombinationstherapie von Erythrozytapherese mit Erythropoetin eine sichere Therapieoption ist, bei der eine schnellere Reduktion von Ferritin erreicht werden kann als bei herkömmlichen Methoden (81).

Im Rahmen einer Studie zur Darstellung der Erythropoetin-Effektivität bei Blutspenden wurden insgesamt 9 gesunde Spender und ein Patient mit Hämochromatose eingeschlossen. Bei diesem Patienten war die Gabe von Erythropoetin am stärksten effektiv (17).

In einer weiteren Studie zur Herstellung von autologen Blutkonserven vor einer operativen Behandlung bekamen 6 Patienten 150 U/kg Erythropoetin intravenös alle 2 Tage und insgesamt 4 Dosen. Die Reduktion der Erythropoese durch den funktionellen Eisenmangel war dramatisch im Vergleich zur Erythropoese bei 5 Patienten mit Hämochromatose, die mit den gleichen Erythropoetindosen behandelt wurden (35).

Es findet sich des Weiteren eine Einzelfallkasuistik (24) über eine Patientin mit sekundärer Hämochromatose nach Knochenmarkstransplantation, die mittels Aderlass und Erythropoetintherapie erfolgreich behandelt wurde. In dieser Studie wird beschrieben, dass die Therapie mittels Erythropoetin und Aderlass besser geeignet und erfolgreicher ist als die Chelattherapie (24).

Die Anwendung von Erythropoetin in Kombination mit der Aderlasstherapie bei sekundärer Hämochromatose fand in einer Einzelfallkasuistik Anwendung (7). Hierbei handelte es sich um einen anämischen Patienten, der regelmäßig Dialysetherapie erhielt. Unter Therapie mit Erythropoetin und mildem Aderlass konnte eine sehr gute Kontrolle der Anämie und der

Eisenüberladung erreicht werden (7).

Zusammengefasst wurden praktisch nur wenige Patienten mit Hämochromatose und nur zwei Patienten mit Hämosiderose mit der Kombinationstherapie Erythrozytapherese/Aderlass und Erythropoetin behandelt.
Die Behandlungen waren nicht nur effektiv, sondern auch offensichtlich gut verträglich. Allerdings lässt sich keine endgültige Schlussfolgerung ziehen, da die Anzahl der behandelten Patienten sehr klein ist.

6.3 Diskussion der Ergebnisse

In der vorliegenden Arbeit wurden die Ergebnisse der Behandlung mit Erythrozytapherese und Erythropoetin bei einer relativ großen Zahl von insgesamt 20 Patienten mit Hämochromatose dargestellt und analysiert. Die Verträglichkeit der Behandlung war subjektiv und objektiv ausgezeichnet. Es traten keine Nebenwirkungen auf und die meisten krankheitsbedingten Symptome bildeten sich zurück. Die Gelenkbeschwerden bildeten sich nur bei einem Teil der Patienten zurück.
Die Motivation und die Compliance der Patienten waren ausgezeichnet. Nur zwei Patienten konnten aufgrund der Entfernung und somit weiten Anreise die Behandlung nicht bis zur Normalisierung der Ferritinwerte fortführen. Beide Patienten fühlten sich jedoch wohl und gaben keine Beschwerden an.
Die Frage inwieweit die Gabe von Erythropoetin zum Wohlbefinden der Patienten beigetragen hat, ist von großer Bedeutung. Ohne diese Behandlung hätten die Patienten mit hoher Ferritinkonzentration die Erythrozytapherese möglicherweise nicht so gut tolerieren können. Schließlich waren die meistens Patienten mit Aderlässen vorbehandelt und suchten eine Alternative. Aus Sicht dieser Patienten war die Kombinationstherapie bei weitem die bessere Alternative.

Schließlich bleibt die initial gesteigerte Erythropoese durch den Aderlass nicht konstant und die meisten Patienten entwickeln eine Anämie. Da die Erythrozytapherese relativ arbeits – und kostenintensiv ist, lässt sich ein schneller Therapieeffekt auch durch eine Kombinationstherapie von Erythropoetin und Aderlass erzielen, ohne das Risiko eine Anämie zu entwickeln.
Je nach gegebener Erythropoetindosis könnten die betroffenen Patienten wöchentlich oder alle zwei Wochen eine volle Blutkonserve abgeben oder spenden. Letzteres ist im Gegensatz zu

Deutschland zum aktuellen Zeitpunkt in USA, Canada, Australien und Schweden erlaubt (92, 71). Die Frage der Blutspende solcher Patienten ist seit Kurzem ein Diskussionspunkt in Deutschland. Denn es gibt keinen Grund das Blut von sonst gesunden Menschen mit Hämochromatose abzulehnen. Von dieser Spende profitieren der betroffene Mensch gesundheitlich und moralisch, der Empfänger, aber auch das Gesundheitssystem. Letzteres kann dadurch die Versorgung der Patienten mit Blutkonserven weiter gewährleisten und enorme Kosten sparen. In Deutschland sind ca. 250.000 Menschen Träger der Erbanlage, wovon ca. 20 - 50 % im Laufe ihres Lebens erkranken. Wenn die betroffenen Menschen regelmäßig und dauerhaft auch als Blutspender akzeptiert werden, können bei 4 Spenden jährlich maximal 500.000 Erythrozytenkonzentrate hergestellt werden. Der Verbrauch liegt in Deutschland bei knapp 500.000 Erythrozytenkonzentraten im Jahr. Die Frage, ob Erythropoetin auch in diesem Zusammenhang verwendet werden darf, muß offen bleiben, zumal sich die Kosten in den letzten Jahren für Erythropoetin durch die Einführung von Biosimilar stark reduziert haben, konnten dadurch die anfallenden Mehrkosten erheblich reduziert werden.

Aus unserer Sicht sollte die Gabe von Erythropoetin/Biosimilar zur Intensivierung der Erythrozytapherese und/oder Aderlasstherapie zumindest bei allen schwer betroffenen Patienten eingesetzt werden, um die Eisenüberladung möglichst schnell zu minimieren oder vollständig zu beseitigen, einer Anämieentwicklung entgegenzuwirken und die Compliance zu erhöhen. Schließlich ist dem Patienten die beste und schnell wirksamste Therapie anzubieten ein integraler Bestandteil der ärztlichen Ethik: „Die Gesundheit meines Patienten soll oberstes Gebot meines Handelns sein" (Genfer Deklaration des Weltärztebundes). Trotzdem muß bedacht werden, dass es sich hierbei um Individualentscheidungen handeln sollte, da die statistische Auswertung zeigt, dass es keine signifikanten Untschiede gibt zwischen der Erythrozytapherese mit und ohne Erythropoetin.

6.4 Einfluss der Erythrozytapherese auf Hämoglobin-, Eisen-, und Thrombozytenwerte

Seitens der untersuchten Laborparameter blieb die Hämoglobinkonzentration weitgehend im Normbereich während der gesamten Behandlungsdauer. So konnte durch die Erythropoetingabe die Entwicklung einer Anämie, die Hauptnebenwirkung der Aderlasstherapie, verhindert werden. Brown et al beschreibt in seiner Arbeit signifikant erhöhte Werte von MCV und MCH bei Patienten mit Hämochromatose. Es wird angenommen, dass die Erhöhung der MCV und MCH Werte durch einen vermehrten Einbau von Eisen in Hämoglobinmoleküle bedingt sein kann (16,

10, 72). Dieses Phänomen kann nicht allein durch ein vermehrtes Angebot von Eisen erklärt werden, da auch nach Normalisierung der Ferritinwerte beide Werte unverändert erhöht bleiben (Tabelle 4).

Bei den hier untersuchten Patienten waren MCV und MCH bereits vor Therapiebeginn erhöht und blieben mit wenig Veränderung erhöht.

In der Tat verstärkt Erythropoetin die Konzentration von Hämoglobin und Eisen in den Erythrozyten (41), wenn kein Eisenmangel vorliegt (17). In dieser Studie (17) wurde festgestellt, dass der Effekt von Erythropoetin auf die Erythropoese deutlich war und es während der Erythropoetintherapie zu einer Retikulozytose kam (17). Auch durch die aderlassinduzierte Anämie kam es zur gesteigerten Erythropoese, jedoch war der Effekt der Erythropoetintherapie vielfach stärker. Erythropoetin ist ein effektiver Stimulant der Erythropoese, auch wenn keine Anämie vorliegt. Bei regelmäßiger Blutspende und Gabe von Erythropoetin entleeren sich die Eisenspeicher, was zu einem funktionellen Eisenmangel führt. Dies zeigte sich in dieser Arbeit auch auf andere Weise. Bei einem Patienten mit Hämochromatose, der Erythropoetin erhielt und regelmäßige Blutspenden, stellte sich zu keinem Zeitpunkt eine Anämie ein. Auch die Retikulozytose war stärker und er produzierte zweimal so viel Erythrozyten als die restlichen Probanden. Aufgrund des deutlichen Ansprechens auf Erythropoetin mussten sogar vier extra Einheiten von Blut bei diesem Patienten entfernt werden, um den Hämatokrit stabil zu halten (17).

Die Gabe von Erythropoetin erfolgte in der vorliegenden Arbeit ohne Ausnahme subkutan. Es besteht Konsens über die Applikationsform von Erythropoetin, wobei die s.c. Gabe der i.v. Gabe überlegen ist. Dies hat seinen Grund darin, dass die „erfolgreiche" Erythropoese von der Konstanz des Erythropoetinspiegels und nicht von dem jeweiligen Peak-Spiegel nach i.v. Gabe abhängig ist (75). Die erprobte Dosierung der am häufigsten eingesetzten Erythropoetine (Epoetin und Darbepoetin) ist 2 bis 3 mal und 1 mal pro Woche. Die Dosierung von Erythropoetin und die Hämoglobinvariabilität lassen sich reduzieren durch die intravenöse Verabreichung von niedrigen Dosen (25-65 mg/Woche) Eisen bei Patienten ohne Eisenüberladung.

Die Frage warum die Eisen- bzw Ferritinreduktion bei den von mir behandelten Patienten nicht signifikant stärker war als bei den Patienten ohne Erythropoetin kann wie folgt erklärt werden : 1. Die behandelten Patienten waren heterogen. 2. Ein Großteil der Patienten war bereits vorbehandelt und die Ferritinkonzentration war stark variabel. 3. Insgesamt war die Dosierung sehr niedrig, um eine signifikante Ferritinreduktion bei den meisten Patienten zu erreichen. Der von Brugnara et al (17) behandelte Patient hat pro Woche 2x600U/Kg/KG bekommen (17), während meine Patienten maximal 300U/kg/KG bekommen haben (1-6 Injektionen a 4000 i.E. pro Wochen).

4. Die Anpassung der Dosierung von Erythropoetin erfolgte anhand der Hämoglobinkonzentration bzw. individuell für jeden Patienten. So war die Anzahl der Injektionen, vom Patienten abhängig und daher stark variabel. Es gab Patienten, die zwischen zwei Sitzungen nur 1-2 Injektionen Erythropoetin à 4000 Einheiten benötigten, um die Hämoglobinkonzentration stabil zu halten und andererseits gab es Patienten, die zwischen zwei Sitzungen 4-6 Injektionen erhielten.

Obwohl der Unterschied der Ferritin-Differenz pro ml entnommenes Blut zwischen den Patienten mit und ohne Erythropoetin statistisch nicht signifikant ist, ließ sich eine höhere mittlere Ferritindifferenz in der Gruppe mit Erythropoetinbehandlung feststellen (Abb. 27). Der Unterschied könnte durch einen direkten Vergleich bei den gleichen Patienten, die mit und ohne Erythropoetin behandelt wurden, möglicherweise statistisch signifikant werden.

Bei keinem der Patienten entwickelte sich unter Erythropoetin eine Thrombozytose.

Es wurde aufgrund von Untersuchungen an Tumorpatienten mit Eisenmangel die Hypothese aufgestellt, dass Erythropoetin die Thrombozytenerhöhung nur bei relativem Eisenmangel induziert (120), der bei Hämochromatosepatienten nicht vorliegt.

Eine andere Möglichkeit, weshalb sich keine Thrombozytose entwickelte, wäre, dass die verwendete Dosierung von Erythropoetin in der vorliegenden Arbeit zu niedrig war, um eine Thrombozytenbildung zu beeinflussen.

Verschiedene Studien zeigten, dass Tumorzellen EPO-R –RNA ausbilden und das EPO-R Protein enthalten (1). Die Frage ob Erythropoetin den EPO-R auf Tumorzellen aktivieren kann oder indirekt die Tumorprogression beeinflusst durch die Angiogenese, liegt aktuell die Studienlage so, dass beides nicht möglich ist (1). Metaanalysen großangelegter Studien zu dieser Fragestellung ergaben keine klare Aussage. Ein Grund dafür ist, dass Studien, die die Krankheitsprogression beurteilen, wenig Qualität haben und schwer auszuwerten sind (1). Es besteht weiterer Bedarf an Studien.

6.5 Nebenwirkungen

Es zeigt sich in dieser Arbeit sehr deutlich, dass dem Patient keine Nebenwirkungen wie Müdigkeit, Erschöpfung oder Atemnot durch den Abfall der Hämoglobinkonzentration und die Entwicklung einer Anämie entstehen können. Die Hämoglobinkonzentration blieb stabil und es entwickelte sich keine Anämie. Bei einigen Patienten stieg die Hämoglobinkonzentration, so dass sich diese unter der Therapie der Erythrozytapherese mit Erythropoetin leistungsfähiger und agiler fühlten.

Durch regelmäßige und engmaschige Kontrollen der Hämoglobinkonzentration, ist die Kombination mit Erythropoetin ein sicheres Verfahren. Während der gesamten Therapie bleibt die Hämoglobinkonzentration innerhalb des Normbereichs und die Lebensqualität nimmt deutlich zu.

Die Verträglichkeit der Erythrozytapherese in Kombination mit Erythropoetin war ausnahmslos sehr gut. Während des Verfahrens wird das Blutvolumen konstant und der Kreislauf stabil gehalten. Es kommt im Gegensatz zum Aderlass zu keinem Verlust von Plasma, Thrombozyten, Gerinnungsfaktoren und Leukozyten.

Einzige Nebenerscheinung der Erythrozytapherese mit Erythropoetin, die in dieser Arbeit beobachtet wurden, waren durch Calciumverschiebungen aufgrund der Zugabe der Antikoagulansflüssigkeit von einer Patientin wahrgenommene leichte Parästhesien im Mund- und Halsbereich. Diese waren mild und reversibel.

6.6 Schlussfolgerung

Die Erythrozytapherese in Kombination mit hämoglobinadaptierter Erythropoetingabe ist sehr gut verträglich und am schnellsten wirksam bei symptomatischen Patienten mit Hämochromatose. Die Therapiekosten sind langfristig eher weniger als die Gesamtkosten die durch die konventionelle Aderlasstherapie verursacht werden. Es waren die Verbesserung der Symptome der Hämochromatose unter der Erythrozytapherese in Kombination mit Erythropoetin subjektiv offensichtlich. Vor allem positiv zu beeinflussen waren Magen-Darm-Beschwerden, Infektanfälligkeit, Muskelsteife und Leistungsabfall, Müdigkeit. Kurzfristig waren Gelenkbeschwerden kaum zu beeinflussen. Langfristig ist jedoch ein positiver Effekt denkbar. Ebenso denkbar ist die Kombination der Aderlaßtherapie mit Erythropoetin, um einer Anämieentwicklung entgegenzuwirken und Kosten und Arbeitsaufwand einzusparen.

7 Zusammenfassung

Die klassische, primäre Hämochromatose ist eine autosomal-rezessiv vererbbare Krankheit, bei der die Mutation zu einem Anstieg der intestinalen Eisenresorption und zur gesteigerten Aufnahme von Eisen, vermehrten Ablagerung von Eisen im Gewebe und ohne Behandlung zum progredienten Organschaden führt. Ziel der Therapie der Hämochromatose ist es, die Eisenspeicher schnell und effektiv zu entleeren, um weiteren Organschaden zu vermeiden.

Die Aderlassbehandlung gilt als Therapie der ersten Wahl bei Hämochromatose. Dieses Verfahren dauert häufig wenige Jahre und es wird von einigen Patienten nicht toleriert. In einigen kleineren Studien wurde auch die Erythrozytapherese bei schweren Eisenüberladungssyndromen oder bei Intoleranz der Aderlasstherapie eingesetzt.

Es wird durch die Erythrozytapherese pro Sitzung mehr Blut entfernt als beim Aderlass, Plasmaproteine, Gerinnungsfaktoren und Thrombozyten werden eingespart. Es konnte gezeigt werden, dass die Erythrozytapherese therapeutisch schneller wirksam als der Aderlass ist. Der Einsatz beider Therapiemöglichkeiten ist jedoch durch die Entwicklung einer Anämie häufig limitiert. Zur Behandlung der Anämie kam eine Therapie mit Erythropoetin in Frage. Erythropoetin wird eingesetzt bei renaler Anämie, bei der Herstellung von autologen Erythrozytenkonzentraten, bei der medikamentös induzierten Anämie, aber auch bei Frühgeborenen zur Vermeidung von allogenen Bluttransfusionen. Die Wirkung von Erythropoetin ist vom Eisengehalt abhängig und wird durch Eisensubstitution wesentlich verstärkt. Ohne Eisensubstitution führt die Behandlung mit Erythropoetin zur schnellen Entleerung des Eisenspeichers bzw. zum Eisenmangel. In Kombination mit der Erythrozytapherese oder dem Aderlass könnte diese Therapie zu einem effektiven, kostensparendem und schonendem Verfahren für Patienten mit Hämochromatose werden. Diese Therapiemöglichkeit wurde bisher nur bei wenigen Patienten beschrieben.

In der vorliegenden Arbeit wurden die Daten von allen Patienten, die mit dieser Kombinationstherapie behandelt wurden, ausgewertet. Es wurden insgesamt 20 Patienten, 18 Männer und 2 Frauen, mit Erythrozytapherese und Erythropoetin behandelt (Alter 36 – 71 Jahre).

Es wurden insgesamt zwischen 800 und 15200 ml Erythrozytenkonzentrate entfernt (2-38 x 400 – 500 ml). Die Ferritinwerte ließen sich schnell weitgehend normalisieren bei 18 von 20 Patienten. Bei zwei Patienten konnten keine weiteren Erythrozytapheresen mehr durchgeführt werden, um die Ferritinwerte zu normalisieren (Patient Nr. 13 und 14). Beide Patienten fühlten sich wohl und hatten aufgrund einer weiten Anreise keine Zeit, weitere Therapien in Anspruch zu nehmen.

Seitens der Hämoglobinkonzentration und Thrombozytenzahl traten keine klinisch relevanten Veränderungen ein. Das mittlere korpuskuläre Volumen (MCV) war leicht oder mäßig erhöht bei der Hälfte der Patienten vor und nach der Behandlung. Ebenso verhielt es sich mit den Werten für das mittlere korpuskuläre Hämoglobin (MCH), das überwiegend (bei 15 Patienten vor der Therapie und bei 10 Patienten nach der Therapie) leicht oder mäßig erhöht war. Transferrin ist bei 18 Patienten angestiegen, die Transferrinsättigung beim überwiegenden Teil der Patienten (17 Patienten) unter der Therapie abgesunken, ebenso auch Eisen beim überwiegenden Teil der Patienten (16 Patienten).

Um den Effekt der Erythropoetingabe auf die Ferritinkonzentration darzustellen, wurde die Ferritindifferenz im Bezug auf das entnommene Blutvolumen mit und ohne Erythropoetingabe verglichen. In der Gruppe der Patienten mit Erythropoetinbehandlung konnte eine höhere mittlere Ferritindifferenz pro ml nachgewiesen werden als in der Gruppe ohne Erythropoetinbehandlung. Allerdings sind die Standardabweichungen um den Mittelwert in beiden Gruppen relativ hoch (0,14 vs. 0,09), so dass bei Verwendung eines nicht-parametrischen Ranktest (Mann-Whitney-Wilcoxon) zwischen den Gruppen kein signifikanter Unterschied nachgewiesen werden konnte.

Die häufigsten geklagten Beschwerden vor Therapie waren Müdigkeit, Leistungsschwäche, Gelenkbeschwerden. Alle von den Patienten angegebenen Symptome bis auf die Gelenkbeschwerden bildeten sich rasch zurück. Die Verträglichkeit der Therapie war insgesamt sehr gut. Bei einem Patienten trat während der Behandlung vorübergehend ein Juckreiz auf, dessen Ursache unklar blieb. Bei einer Patientin wurde eine leichte Citratreaktion beobachtet. Die subjektive Beurteilung der Therapie und die Compliance waren ausnahmslos sehr gut.

Zusammenfassend ist die Therapie der Erythrozytapherese in Kombination mit Erythropoetin eine sinnvolle Alternative zur herkömmlichen Aderlasstherapie. Die Erythrozytapherese mit Erythropoetin ist schonend, effektiv und nebenwirkungsarm. Die Therapie war bei den Patienten sehr beliebt und konnte Gesamtkosten und Arbeitsausfalltage reduzieren. Durch die neue Verfügbarkeit von Erythropoetin-Biosimilar können die Kosten dieser Therapie weiter reduziert werden.

In der statistischen Auswertung zeigt sich kein signifikanter Unterschied zwischen der EA mit Erythropoetin und ohne Erythropoetin, deshalb kann dieses Therapieverfahren letztlich bei schweren Eisenüberladungssyndromen, starker Anämieentwicklung und indivduellen Therapieentscheidungen eingesetzt werden.

Wir halten die Erythrozytapherese in Kombination mit Erythropoetin vor allem bei schwerer Eisenüberladung für eine bessere Alternative als die Therapie mittels Aderlass.

8 Literaturverzeichnis

1. Aapro M, Jelkmann W, et al., Effects of Erythropoetin receptors and erythropoiesis-stimulating agents on disease progression in cancer. British Journal of Cancer, 2012, 106, 1249-1258

2. Acton RT, Barton JC, Passmore LV, et al., Relationships of serum ferritin, transferrin saturation, and HFE mutations and self-reported diabetes in the Hemochromatosis and Iron Overload Screening (HEIRS) study. Diabetes Care. 2006 Sep;29(9):2084-9.

3. Adams PC, Barton JC. Haemochromatosis. Lancet. 2007 Dec 1;370(9602):1855-60. Review.

4. Adams PC, Barton JC. How I treat hemochromatosis. Blood, 2010; 116(3):317-325

5. Adams PC. Review article: the modern diagnosis and management of haemochromatosis. Aliment Pharmacol Ther. 2006 Jun 15;23(12):1681-91.

6. Adams DM, Schultz WH et al., Erythrocytapheresis can reduce iron overload and prevent the need für chelation therapy in chronically transfused pediatric patients. Journal of pediatric hematology/oncology 1996; 18(1): 46-50.

7. Agroyannis B, Koutsicos D, Tzanatou-Exarchou H, Varsou-Papadimitriou E, Kapetanaki A, Yatzidis H, Combined recombinant human erythropoietin-blood letting strategy for treating anemia and iron overload in hemodialysis patients. Int J Artif Organs. 1991 Jul;14(7):403-6.

8. Allen KJ, Gurrin LC, Constantine CC, et al., Iron-overload-related disease in HFE hereditary hemochromatosis, N Engl J Med. 2008 Jan 17;358(3):221-30.

9. Bacon BR, Joseph H. Sheldon and hereditary hemochromatosis: historical highlights. J Lab Clin Med, 1989 Jun 113(6):761-2

10. Barton JC, Bertoli LF, Rothenberg BE, Peripheral blood erythrocyte parameters in hemochromatosis: evidence for increased erythrocyte hemoglobin content. J Lab Clin

Med. 2000 Jan;135(1):96-104.

11. Barton JC, McDonnell SM, Adams PC, Brissot P, Powell LW, Edwards CQ, Cook JD, Kowdley KV., Management of hemochromatosis., Ann Intern Med. 1998 Dec 1;129(11):932-9.

12. Bothwell TH, Charlton RW, Historical overview of hemochromatosis. Ann N Y Acad Sci. 1988;526:1-10

13. Bring P, Partovi N, Ford JA, Yoshida EM., Iron overload disorders: treatment options for patients refractory to or intolerant of phlebotomy., Pharmacotherapy. 2008 Mar;28(3):331-42.

14. Brissot P, Troadec MB, Bardou-Jacquet E, Le Lan C, Jouanolle AM, Deugnier Y, Loréal O., Current approach to hemochromatosis. Blood Rev. 2008 Jul;22(4):195-210. doi: 10.1016/j.blre.2008.03.001. Epub 2008 Apr 21.

15. Brissot P, Ball S, Rofail D, Cannon H, Jin VW., Hereditary hemochromatosis: patient experiences of the disease and phlebotomy treatment., Transfusion. 2011 Jun;51(6):1331-8.

16. Brown MC, Gaffney D, Gemmell C, Oakes E, Morris S, Spooner R, Jardine AG, Geddes CC., Hemochromatosis gene mutations and treatment of anemia in patients on hemodialysis., Hemodial Int. 2009 Oct;13(4):460-6.

17. Brugnara C, Chambers LA, Malynn E, Goldberg MA, Kruskall MS., Red blood cell regeneration induced by subcutaneous recombinant erythropoietin: iron-deficient erythropoiesis in iron-replete subjects., Blood. 1993 Feb 15;81(4):956-64.

18. Buljan M1, Nemet D, Golubic-Cepulic B, Bicanic G, Tripkovic B, Delimar D., Two different dosing regimens of human recombinant erythropoietin beta during preoperative autologous blood donation in patients having hip arthroplasty., Int Orthop. 2012 Apr;36(4):703-9.

19. Bunn HF., Erythropoietin., Cold Spring Harb Perspect Med. 2013 Mar 1;3(3)

20. Cavill I., Erythropoiesis and iron., Best Pract Res Clin Haematol. 2002 Jun;15(2):399-409. Review.

21. Cheer SM, Wagstaff AJ, Epoetin Beta: a review of its clinical use in the treatment of anaemia in patients with cancer. Drugs. 2004;64(3):323-46.

22. Chitambar CR, Kotamraju S, Wereley JP. Expression of the hemochromatosis gene modulates the cytotoxicity of doxorubicin in breast cancer cells. Int J Cancer. 2006 Nov 1;119(9):2200-4.

23. Cesana M, Mandelli C, Tiribelli C, Bianchi PA, Conte D., Concomitant primary hemochromatosis and beta-thalassemia trait: iron depletion by erythrocytapheresis and desferrioxamine., Am J Gastroenterol. 1989 Feb;84(2):150-2.

24. Cho SJ, Lee SJ, Yoo ES, et al., Iron removal with phlebotomy and recombinant human erythropoietin in secondary hemochromatosis after allogeneic bone marrow transplantation. Pediatr Int. 2006 Apr;48(2):174-7.

25. Conte D, Brunelli L, Bozzani A, et al., Erythrocytapheresis in idiopathic haemochromatosis. Br Med J (Clin Res Ed). 1983 Mar 19;286(6369):939.

26. Conte D, Mandelli C, Cesana M, Ferrini R, Marconi M, Bianchi A., Effectiveness of erythrocytapheresis in idiopathic hemochromatosis. Report of 14 cases., Int J Artif Organs. 1989 Jan;12(1):59-62.

27. Cook JD., Diagnosis and management of iron-deficiency anaemia., Best Pract Res Clin Haematol. 2005 Jun;18(2):319-32. Review.

28. Cotter D, Zhang Y, Thamer M, Kaufman J, Hernán MA., The effect of epoetin dose on hematocrit., Kidney Int. 2008 Feb;73(3):347-53. Epub 2007 Nov 14.

29. Crosby WH, Treatment of haemochromatosis by energetic phlebotomy; one patient's

response to the letting of 55 litres of blood in 11 months. Br J Haematol. 1958 Jan;4(1):82-8

30. Deicher R, Hörl WH. New insights into the regulation of iron homeostasis. Eur J Clin Invest. 2006 May;36(5):301-9.

31. McDermid JM, Prentice AM., iron and infection: effects of host iron status and the iron-regulatory genes haptoglobin and NRAMP1 (SLC11A1) on host-pathogen interactions in tuberculosis and HIV., Clin Sci (Lond). 2006 May;110(5):503-24

32. Deutsches Ärzteblatt, Mai 2007, www.aerzteblatt.de

33. Emerit J, Beaumont C, Trivin F., Iron metabolism, free radicals, and oxidative injury, Biomed Pharmacother. 2001 Jul;55(6):333-9

34. Erhardt A, Häussinger D, et al., Hämochromatosen – Hämosiderosen, UNI_MED SCIENCE, 1. Auflage, 2006

35. Eschbach JW, Adamson JW, Iron overload in renal failure patients: Changes since the introduction of erythropoietin therapy. Kidney International, Vol. 55, Suppl. 69(1999), pp. S-35-S-43

36. European Association For The Study Of The Liver, EASL clinical practice guidelines for HFE hemochromatosis. J Hepatol. 2010 Jul;53(1):3-22

37. Falize L, Guillygomarc'h A, Perrin M et al., Reversibility of hepatic fibrosis in treated genetic hemochromatosis: a study of 36 cases. Hepatology. 2006 Aug;44(2):472-7.

38. Feagan BG, Wong CJ, Kirkley A, Johnston DW, Smith FC, Whitsitt P, Wheeler SL, Lau CY., Erythropoietin with iron supplementation to prevent allogeneic blood transfusion in total hip joint arthroplasty. A randomized, controlled trial, Ann Intern Med. 2000 Dec 5;133(11):845-54.

39. Feder JN, Gnirke A, Thomas W, et al. The discovery of the new haemochromatosis gene. 1996. J Hepatol. 2003 Jun;38(6):704-9

40. Felitti VJ, Beutler E., New developments in hereditary hemochromatosis, Am J Med Sci. 1999 Oct;318(4):257-68.

41. Finch CA., Erythropoiesis, erythropoietin, and iron., Blood. 1982 Dec;60(6):1241-6.

42. Flaten TP, Aaseth J, Andersen O, Kontoghiorghes GJ., Iron mobilization using chelation and phlebotomy., Trace Elem Med Biol. 2012 Jun;26(2-3):127-30

43. Franchini M, Veneri D., Recent advances in hereditary hemochromatosis., Ann Hematol. 2005 Jun;84(6):347-52.

44. De Gobbi M, Pasquero P, Brunello F, Paccotti P, Mazza U, Camaschella C., Juvenile hemochromatosis associated with B-thalassemia treated by phlebotomy and recombinant human erythropoietin., Haematologica. 2000 Aug;85(8):865-7.

45. Gohel MS, Bulbulia RA, Slim FJ, Poskitt KR, Whyman MR., How to approach major surgery where patients refuse blood transfusion (including Jehovah's Witnesses)., Ann R Coll Surg Engl. 2005 Jan;87(1):3-14.

46. Goodnough LT., Autologous blood donation., Anesthesiol Clin North America. 2005 Jun;23(2):263-70, vi.

47. Goodnough LT., Erythropoietin and iron-restricted erythropoiesis., Exp Hematol. 2007 Apr;35(4 Suppl 1):167-72

48. Goodnough LT, Price TH, Friedman KD, Johnston M, Ciavarella D, Khan N, Sacher R, Vogler WR, Wissel M, Abels RI., A phase III trial of recombinant human erythropoietin therapy in nonanemic orthopedic patients subjected to aggressive removal of blood for autologous use: dose, response, toxicity, and efficacy., Transfusion. 1994 Jan;34(1):66-71.

49. Goodnough LT, Price TH, Rudnick S, Soegiarso RW., Preoperative red cell production in patients undergoing aggressive autologous blood phlebotomy with and without erythropoietin therapy., Transfusion. 1992 Jun;32(5):441-5.

50. Haemonetics GmbH, Gerätebeschreibung MCS3p, Mai 1996

51. Haemonetics GmbH, MCS+ Die Plattform für die automatische Multikomponenten-Apherese, Juni 1994

52. Hentze MW, Muckenthaler MU, Andrews NC., Balancing acts: molecular control of mammalian iron metabolism., Cell. 2004 Apr 30;117(3):285-97.

53. Hicken BL, Tucker DC, Barton JC., Patient compliance with phlebotomy therapy for iron overload associated with hemochromatosis., Am J Gastroenterol. 2003 Sep;98(9):2072-7.

54. Hillman RS, Henderson PA. Control of marrow production by the level of iron supply. J Clin Invest. 1969 Mar;48(3):454-60.

55. Hoffbrand AV, Taher A, Cappellini MD., How I treat transfusional iron overload., Blood. 2012 Nov 1;120(18):3657-69

56. Hörbrand F, Rottenkolber D, Fischaleck J, Hasford J., Erythropoietin-induced Treatment Costs in Patients Suffering from Renal Anemia - A Comparison between Biosimilar and Originator Drugs., Gesundheitswesen. 2014 Feb 3

57. Hübscher SG. Iron overload, inflammation and fibrosis in genetic haemochromatosis. J Hepatol. 2003 Apr;38(4):521-5.Comment in: J Hepatol. 2003 Apr;38(4):426-33.

58. Imran FS et al, Deferasirox induced liver injury in haemochromatosis, letter to the editor, Journal of the College of Physicians and Surgeons Pakistan 2011, Vol. 21 (11): 718-720

59. Inoue Y, Nakanishi K, Hiraga T, Okubo M, Murase T, Kosaka K, Miyakoshi S, Mutoh Y, Kobayashi T., Recovery of pancreatic beta-cell function in hemochromatosis: combined treatment with recombinant human erythropoietin and phlebotomy., Am J Med Sci. 1997 Dec;314(6):401-2.

60. Jahnke K, Korfel A, Thiel E. [Effective treatment of anaemia with darbepoetin alfa in a patient with hereditary hemochromatosis]Dtsch Med Wochenschr. 2004 Apr 2;129(14):739-40.

61. Jaspan D., Erythropoietic therapy: cost efficiency and reimbursement., Am J Health Syst Pharm. 2007 Aug 15;64(16 Suppl 11):S19-29.

62. Jelkmann W., Physiology and pharmacology of erythropoietin., Transfus Med Hemother. 2013 Oct;40(5):302-9

63. Kellner H, Zoller WG. Repeated isovolemic large-volume erythrocytapheresis in the treatment of idiopathic hemochromatosis. Z Gastroenterol. 1992 Nov;30(11):779-83.

64. Kickler TS1, Spivak JL. Effect of repeated whole blood donations on serum immunoreactive erythropoietin levels in autologous donors. JAMA. 1988 Jul 1;260(1):65-7.

65. Kim HC, Dugan NP, Silber JH, Martin MB, Schwartz E, Ohene-Frempong K, Cohen AR., Erythrocytapheresis therapy to reduce iron overload in chronically transfused patients with sickle cell disease., Blood. 1994 Feb 15;83(4):1136-42.

66. Kohan A, Niborski R, Daruich J, et al., Erythrocytapheresis with recombinant human erythropoietin in hereditary hemochromatosis therapy: a new alternative. Vox Sang. 2000;79(1):40-5.

67. König, Josef, Pressemitteilung, Parkinson: Eisensammeln bis zum Untergang, Ruhr-Universität Bochum, August 2009

68. Lee JH1, Lee SH, Oh JH., Minimal effective dosage of recombinant human erythropoietin in spinal surgery., Clin Orthop Relat Res. 2003 Jul;(412):71-6.

69. Le Gac G, Férec C., The molecular genetics of haemochromatosis. Eur J Hum Genet. 2005 Nov;13(11):1172-85. Review.

70. Leitman SF, Browning JN, Yau YY, Mason G, Klein HG, Conry-Cantilena C, Bolan CD., Hemochromatosis subjects as allogeneic blood donors: a prospective study., Transfusion. 2003 Nov;43(11):1538-44.

71. Leitman SF. Hemochromatosis: the new blood donor. Hematology Am Soc Hematol Educ Program. 2013;2013:645-50.

72. Li H, Ginzburg YZ., Crosstalk between Iron Metabolism and Erythropoiesis., Adv Hematol. 2010;2010:605435.

73. Limdi JK, Crampton JR. Hereditary haemochromatosis. QJM. 2004 Jun;97(6):315-24. Review.

74. Little JA, McGowan VR, Kato GJ, et al., Combination erythropoietin-hydroxyurea therapy in sickle cell disease: experience from the National Institutes of Health and a literature review. Haematologica. 2006 Aug;91(8):1076-83.

75. Lotfi R, Wagner S, Northoff H., [Current Status of Predonation/EPO in 2001]., Anasthesiol Intensivmed Notfallmed Schmerzther. 2001 Nov;36 Suppl 2:S125-7.

76. Maeda T, Nakami T, Saito B, Hemojuvelin hemochromatosis receiving iron chelation therapy with deferasirox: improvement of liver disease activity, cardiac and hematological function, letter to the editor, European Journal of Haematology 87 (467-469)

77. MacKenzie EL, Iwasaki K, Tsuji Y., Intracellular iron transport and storage: from molecular mechanisms to health implications., Antioxid Redox Signal. 2008 Jun;10(6):997-1030

78. Mair SM, Weiss G, New Pharmacological Concepts fort he Treatment of Iron Overload Disorders. Current Medicinal Chemistry, 2009, Vol.16, No. 1

79. Mariani R, Pelucchi S, Perseghin P, et al., Erythrocytapheresis plus erythropoietin: an alternative therapy for selected patients with hemochromatosis and severe organ damage. Haematologica. 2005 May;90(5):717-8.

80. Marx JJ. Primary and secondary haemochromatosis. Transfus Sci. 2000 Dec;23(3):183-4.

81. Mercuriali F et al., Erythrocytapheresis (EA) and erythropoietin (rHuEPO) in hereditary hemochromatosis (HH) therapy, Vox Sang (2004) 87, 17-92

82. Muncunill J, Vaquer P, Galmés A, Obrador A, Parera M, Bargay J, Besalduch J., In hereditary hemochromatosis, red cell apheresis removes excess iron twice as fast as manual whole blood phlebotomy., J Clin Apher. 2002;17(2):88-92.

83. Muñoz M, García-Erce JA, Remacha ÁF., Disorders of iron metabolism. Part II: iron deficiency and iron overload., J Clin Pathol. 2011 Apr;64(4):287-96.

84. Na HS, Shin SY, Hwang JY, Jeon YT, Kim CS, Do SH., Effects of intravenous iron combined with low-dose recombinant human erythropoietin on transfusion requirements in iron-deficient patients undergoing bilateral total knee replacement arthroplasty., Transfusion. 2011 Jan;51(1):118-24.

85. Nagel RL, Vichinsky E, Shah M, et al., F reticulocyte response in sickle cell anemia treated with recombinant human erythropoietin: a double-blind study. Blood. 1993 Jan 1;81(1):9-14.

86. Nairz M, Weiss G. Molecular and clinical aspects of iron homeostasis: From anemia to hemochromatosis. Wien Klin Wochenschr. 2006 Aug;118(15-16):442-62.

87. Niedersächsisches Ärzteblatt, aktualisiert am: 08.03.2010, Kommentar von Professorin Dr. med. vet. Dr. med. Hannelore Ehrenreich

88. Neufeld EJ, Galanello R, Viprakasit V, Aydinok Y, Piga A, Harmatz P, Forni GL, Shah FT, Grace RF, Porter JB, Wood JC, Peppe J, Jones A, Rienhoff HY Jr., A phase 2 study of the safety, tolerability, and pharmacodynamics of FBS0701, a novel oral iron chelator, in transfusional iron overload., Blood. 2012 Apr 5;119(14):3263-8.

89. Neufeld EJ., Oral chelators deferasirox and deferiprone for transfusional iron overload in thalassemia major: new data, new questions., Blood. 2006 May 1;107(9):3436-41

90. Papanikolaou G, Pantopoulos K., Iron metabolism and toxicity., Toxicol Appl Pharmacol. 2005 Jan 15;202(2):199-211.

91. Pape A, Habler O., Alternatives to allogeneic blood transfusions, Best Pract Res Clin Anaesthesiol. 2007 Jun;21(2):221-39.

92. Pennings G. Demanding pure motives for donation: the moral acceptability of blood donations by haemochromatosis patients. J Med Ethics. 2005 Feb;31(2):69-72.

93. Phatak P, Brissot P, Wurster M, Adams PC, Bonkovsky HL, Gross J, Malfertheiner P, McLaren GD, Niederau C, Piperno A, Powell LW, Russo MW, Stoelzel U, Stremmel W, Griffel L, Lynch N, Zhang Y, Pietrangelo A., A phase 1/2, dose-escalation trial of deferasirox for the treatment of iron overload in HFE-related hereditary hemochromatosis., Hepatology. 2010 Nov;52(5):1671-779.

94. Pierson JL, Hannon TJ, Earles DR., A blood-conservation algorithm to reduce blood transfusions after total hip and knee arthroplasty., J Bone Joint Surg Am. 2004 Jul;86-A(7):1512-8.

95. Pietrangelo A. Haemochromatosis. Gut. 2003 May;52 Suppl 2:ii23-30. Review.

96. Pietrangelo A. Hereditary hemochromatosis. Annu Rev Nutr. 2006;26:251-70. Review.

97. Pietrangelo A. Molecular insights into the pathogenesis of hereditary haemochromatosis. Gut. 2006 Apr;55(4):564-8.

98. Pietrangelo A. Hereditary Hemochromatosis: Pathogenesis, Diagnosis, and Treatment. Gastroenterology 2010, 139:393-408.

99. Powell LW., Hereditary hemochromatosis and iron overload diseases., J Gastroenterol Hepatol. 2002 Feb;17 Suppl:S191-5.

100. Popovsky MA., Safety of RBC apheresis and whole blood donation in allogeneic and autologous blood donors., Transfus Apher Sci. 2006 Apr;34(2):205-11

101. Puntarulo S., Iron, oxidative stress and human health., Mol Aspects Med. 2005 Aug-Oct;26(4-5):299-312.

102. Radtke H, Mayer B, Röcker L, Salama A, Kiesewetter H., Iron supplementation and 2-unit red blood cell apheresis: a randomized, double-blind, placebo-controlled study., Transfusion. 2004 Oct;44(10):1463-7.

103. Raphael B, Cooperberg AA, Niloff P.,The triad of hemochromatosis, hepatoma and erythrocytosis. Cancer. 1979 Feb;43(2):690-4.

104. Riedel HD, Stremmel W. The haemochromatosis gene. J Hepatol. 1997 Apr;26(4):941-4.

105. Robson KJ, Merryweather-Clarke AT, Cadet E, et al. Recent advances in understanding haemochromatosis: a transition state. J Med Genet. 2004 Oct;41(10):721-30.Erratum in: J Med Genet. 2004 Dec;41(12):959.

106. Rombout-Sestrienkova E et al., Therapeutic erythrocytapheresis versus phlebotomy in the initial treatment of hereditary hemochromatosis – A pilot study. Transfusion and Apheresis Science 36 (2007), 261-267

107. Rombout-Sestrienkova E et al, Therapeutic Erythrocytapheresis versus Phlebotomy in the treatment of Hereditary Hemochromatosis patients: Preliminary results from an ongoing randomized clinical trial, Transfusion and Apheresis Science 40 (2009) 135-136

108. Rombout-Sestrienkova E, Nieman FH, Essers BA, van Noord PA, Janssen MC, van Deursen CT, Bos LP, Rombout F, van den Braak R, de Leeuw PW, Koek GH., Erythrocytapheresis versus phlebotomy in the initial treatment of HFE hemochromatosis patients: results from a randomized trial, Transfusion. 2012 Mar;52(3):470-7

109. Rosenblum N, Levine MA, Handler T, Lepor H., The role of preoperative epoetin alfa in men undergoing radical retropubic prostatectomy., J Urol. 2000 Mar;163(3):829-33.

110. Schabel A, Kath S, Butzek B, Erythrocytapheresis in idiopathic hemochromatosis: an alternative to phlebotomy, Transfusion Medicine and Hemotherapy, Vol. 32

111. Schofield RS, Aranda JM Jr, Hill JA, Streiff R., Cardiac transplantation in a patient with hereditary hemochromatosis: role of adjunctive phlebotomy and erythropoietin., J Heart Lung Transplant. 2001 Jun;20(6):696-8.

112. Shander A et al., Iron overload and toxicity: the hidden risk of multiple blood transfusions. Vox Sang 2009;97, 185-197

113. Singer ST, Quirolo K, Nishi K, Hackney-Stephens E, Evans C, Vichinsky EP., Erythrocytapheresis for chronically transfused children with sickle cell disease: an effective method for maintaining a low hemoglobin S level and reducing iron overload., J Clin Apher. 1999;14(3):122-5.

114. Skali H, Lin J, Pfeffer MA, Chen CY, Cooper ME, McMurray JJ, Nissenson AR, Remuzzi G, Rossert J, Parfrey PS, Scott-Douglas NW, Singh AK, Toto R, Uno H, Ivanovich P., Hemoglobin stability in patients with anemia, CKD, and type 2 diabetes: an analysis of the TREAT (Trial to Reduce Cardiovascular Events With Aranesp Therapy) placebo arm., Am J Kidney Dis. 2013 Feb;61(2):238-46.

115. Smith KA, Kovac S, Anderson GJ, et al., Circulating gastrin is increased in hemochromatosis. FEBS Lett. 2006 Nov13;580(26):6195-8. Epub 2006 Oct 18.

116. Smith R., Applications of darbepoietin-alpha, a novel erythropoiesis-stimulating protein, in oncology. Curr Opin Hematol. 2002 May;9(3):228-33

117. Smith RE Jr., Erythropoietic agents in the management of cancer patients. Part 2: studies on their role in neuroprotection and neurotherapy., J Support Oncol. 2004 Jan-Feb;2(1):39-49. Review.

118. Stremmel W, Karner M, Manzhalii E, et al., Liver and iron metabolism--a comprehensive hypothesis for the pathogenesis of genetic hemochromatosis. Z Gastroenterol. 2007 Jan;45(1):71-5.

119. Templin C, Pertschy S, Schaefer A. Cardiac hemochromatosis. Int J Cardiol. 2007 Apr 4;116(3):e109-10. Epub 2006 Nov 28.

120. Testa U, Erythropoietic stimulating agents, Expert Opin Emerg Drugs. 2010 Mar; 15(1): 119-38, Review

121. Tran DH1, Wong GT, Chee YE, Irwin MG., Effectiveness and safety of erythropoiesis-stimulating agent use in the perioperative period., Expert Opin Biol Ther. 2014 Jan;14(1):51-61

122. Ullrich H et al., Erythrocytapheresis: Do not forget a useful therapy! Transfus Med Hemother 2008; 35:24-30

123. Vecchio S, Leonardo P, Musuraca V, D'Ettoris AR, Geremicca W., A comparison of the results obtained with traditional phlebotomy and with therapeutic erythrocytapheresis in patients with erythrocytosis., Blood Transfus. 2007 Jan;5(1):20-3

124. Ward DM., Conventional apheresis therapies: a review., J Clin Apher. 2011;26(5):230-8

125. Weber EW, Slappendel R, Hémon Y, Mähler S, Dalén T, Rouwet E, van Os J, Vosmaer A, van der Ark P., Effects of epoetin alfa on blood transfusions and postoperative recovery in orthopaedic surgery: the European Epoetin Alfa Surgery Trial (EEST)., Eur J Anaesthesiol. 2005 Apr;22(4):249-57.

126. Whittington CA, Kowdley KV, Review article: haemochromatosis. Aliment Pharmacol Ther. 2002 Dec;16(12):1963-75.

127. Wiltbank TB, Giordano GF., The safety profile of automated collections: an analysis of more than 1 million collections., Transfusion. 2007 Jun;47(6):1002-5.

128. Zacharski LR, Chow BK, Howes PS, Shamayeva G, Baron JA, Dalman RL, Malenka DJ, Ozaki CK, Lavori PW., Decreased cancer risk after iron reduction in patients with peripheral arterial disease: results from a randomized trial., J Natl Cancer Inst. 2008 Jul 16;100(14):996-1002

129. Zoller WG, Kellner H, Spengel FA. Erythrocytapheresis. A method for rapid extracorporeal elimination of erythrocytes. Results in 65 patients. Klin Wochenschr. 1988 May 2;66(9):404-9.

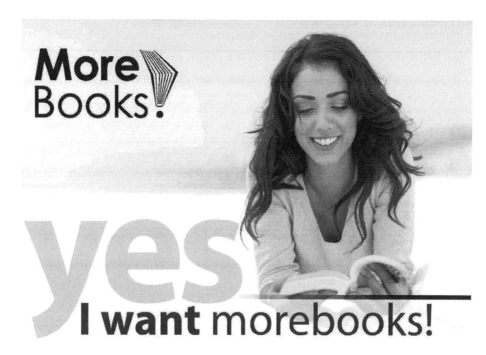
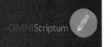

Druck:
Canon Deutschland Business Services GmbH
im Auftrag der KNV-Gruppe
Ferdinand-Jühlke-Str. 7
99095 Erfurt